Diagnostik, Röntgen und Chirurgie beim Ziervogel

Margaret L. Petrak

Diagnostik, Röntgen und Chirurgie beim Ziervogel

Übersetzt von Norbert Kummerfeld und Stefanie Garbe

84 Abbildungen in 126 Einzeldarstellungen, 13 Tabellen

Ferdinand Enke Verlag Stuttgart 1988

Margaret L. Petrak, V.M.D.
Staff Member
Angell Memorial Animal Hospital
Boston, Massachusetts

Robert Millard Stone, D.V.M.
Detroit, Michigan

John Lynn Leonard, D.V.M.
908 South Kerr Avenue
Wilmington, North Carolina

Marjorie C. McMillan, D.V.M.
Director of Radiology
Angell Memorial Animal Hospital
Boston, Massachusetts

Charles P. Gandal, D.V.M.
88 Stephen Drive
Pleasantville, New York

Übersetzer:
Dr. med. vet. Norbert Kummerfeld
Stefanie Garbe
Klinik für Geflügel der Tierärztlichen Hochschule Hannover
Bischofsholer Damm 15, 3000 Hannover 1

Titel der amerikanischen Originalausgabe:
Diseases of Cage and Aviary Birds (Chapters IX–XII only)
Lea & Febiger, Philadelphia, Pennsylvania, USA

CIP-Kurztitelaufnahme der Deutschen Bibliothek

Petrak, Margaret L.:
Diagnostik und Chirurgie beim Ziervogel / Margaret L. Petrak.
Übers. von Norbert Kummerfeld u. Stefanie Garbe. – Stuttgart :
Enke, 1988
Einheitssacht.: Diseases of Cage and Aviary Birds <dt.>
ISBN 3-432-96851-5

Satz und Druck: betz-druck gmbh, 6100 Darmstadt 12
Filmsatz 10/11 Times CRTronic

Geleitwort

Neben Hund und Katze, den herkömmlichen Hausgenossen des Menschen, werden zunehmend andere Tierarten im Wohnbereich gehalten. An erster Stelle sind Zier- und Singvögel zu nennen, deren geschätzte Zahl sich in der Bundesrepublik Deutschland innerhalb von 15 Jahren auf heute ca. 7–8 Millionen verdoppelt hat.

Diese bemerkenswerte Entwicklung hat soziologische Hintergründe. Mit fortschreitender Verstädterung wächst ganz allgemein der Wunsch, Umgang mit Tieren zu haben. Hierfür bietet sich die Haltung von Stubenvögeln an, gegen die selten mietrechtliche Einschränkungen oder Verbote bestehen. Auch der Erwerb eines Tieres und die Folgekosten sind in der Regel erschwinglich. Hinzu kommt der relativ geringe Aufwand für die Umsorgung eines Käfigvogels, ein wichtiger Gesichtspunkt beim gewachsenen Freiraum für verlängerte Wochenendausflüge und Urlaubsreisen. Freunde oder Nachbarn verstehen es meist nicht als Zumutung, einen Vogel vorübergehend mit Futter und Trinkwasser zu versorgen.

Bei der Vielfalt der infragekommenden, aus unterschiedlichen Biotopen stammenden Vogelarten fehlen jedoch nicht selten ausreichende Kenntnisse über die adäquate Unterbringung und Ernährung. Dies kann zur Schwächung der natürlichen Widerstandskraft und Erkrankung der Tiere führen. Laienhafte Behandlungsversuche schaden dann nicht nur den Vögeln selbst, sondern bergen auch Gefahren für den Menschen in sich, die insbesondere von Neuerwerbungen ausgehen können.

Dadurch ist der Veterinärmedizin ein Aufgabengebiet zugewachsen, mit dem sie sich lange Zeit nur zögerlich beschäftigte. Dies hat sich in den letzten 20 Jahren grundlegend geändert. Immer mehr Kolleginnen und Kollegen widmen sich, meist im Rahmen einer Kleintierpraxis, der tierärztlichen Betreuung von Vogelpatienten, obwohl die Krankheiten der Zier-, Zoo- und Wildvögel erst in jüngerer Zeit Teil der studentischen Ausbildung geworden sind. Da die erfolgreiche Befassung mit diesem Spezialzweig innerhalb der Geflügelkrankheiten besondere propädeutische Kenntnisse und Erfahrungen erfordert, bin ich gewiß, die „Diagnostik und Chirurgie beim Ziervogel“ ist eine willkommene Bereicherung für jene Kollegenschaft, die sich der neuen Herausforderung stellt.

Hannover, im Frühjahr 1988

Otfried Siegmann

Vorwort

Ziervögel werden immer häufiger als Patienten in der Tierarztpraxis vorgestellt. Um auch solchem Hilfeersuchen gerecht werden zu können, bedarf es besonderer Kenntnisse im Umgang mit dem Vogel bei der klinischen Untersuchung, den labordiagnostischen Möglichkeiten und zur Interpretation von Röntgenaufnahmen, da erhebliche Unterschiede zu Hund und Katze, den vertrauten Patienten der Kleintierpraxis, bestehen. Gleiches gilt für die Applikation von Arzneimitteln sowie notwendig werdenden Narkosen für chirurgische Eingriffe, deren Indikationen nur unwesentlich von der herkömmlichen Kleintiermedizin abweichen.

Mit der vorliegenden Übersetzung von 4 Kapiteln aus dem Standardwerk von M.L. Petrak: "Diseases of Cage and Aviary Birds", soll der darin niedergelegte Erfahrungsschatz leichter zugänglich gemacht werden. Propädeutischer Zielsetzung folgend, wurde in abweichender Gliederung die Röntgendiagnostik vor das Kapitel über Narkose und Chirurgie gestellt. Anstelle von 2 weniger aussagekräftigen Röntgenbildern ist eine Aufnahme zur Schmetterlingsschienung eingefügt. Angaben über Arznei- und Narkosemittel sind dem möglichen Einsatzbereich angeglichen. Zum Thema Flügelamputation bedurfte es entsprechender Tierschutzrechtlicher Erläuterungen.

Dem Ferdinand Enke Verlag, Stuttgart, gebührt Anerkennung, dem deutschsprachigen Interessentenkreis ein preisgünstiges Arbeitsbuch zum Thema „Vogelkrankheiten" an die Hand zu geben. Die Übersetzer danken vor allem Herrn *Joachim Niendorf* für uneingeschränktes Verständnis bei der jederzeit konstruktiven Zusammenarbeit.

Hannover, im Frühjahr 1988

Norbert Kummerfeld
Stefanie Garbe

Inhalt

1. Klinische Untersuchung und Behandlungsmethoden

Robert Millard Stone

Wellensittiche (Melopsittacus undulatus) zählen zu den häufigsten Heimvögeln. Aus diesem Grund beziehen sich die Ausführungen dieses Kapitels auf den Wellensittich, sofern nicht auf eine andere Vogelart besonders hingewiesen wird.

Vorbereitende Maßnahmen

Hinweise an den Vogelhalter

Häufig wird der erste Kontakt mit dem Patientenbesitzer telefonisch hergestellt. Bei dieser Gelegenheit sollte darauf hingewiesen werden, daß es unmöglich ist, eine Diagose zu stellen und anschließend eine gezielte Behandlung durchzuführen, ohne den Vogel vorher selbst untersucht zu haben. Vor dem Transport des Vogels in die Tierarztpraxis sind die folgenden Hinweise zu beachten:

1. Der Patient sollte in seinem eigenen Käfig befördert werden.
2. Das Wasser ist vorher aus dem Käfig zu entfernen.
3. Auf keinen Fall sollte der Kot entfernt oder der Käfig anderweitig gesäubert werden.
4. Der Käfig ist während der Fahrt abzudecken. Muß die Fahrt zum Tierarzt bei kaltem Wetter mit dem Auto vorgenommen werden, sollte es etwas vorgewärmt werden.
5. Arzneimittel und Futter, die dem Vogel bisher verabreicht wurden, sollten zur Untersuchung mitgebracht werden.

Klinischer Vorbericht

Nach Ankunft des Patienten in der Praxis sind die folgenden Fragen routinemäßig zu beantworten:

1. Handelt es sich um ein Männchen oder Weibchen, wie alt ist dieser Vogel?
2. Seit wann befindet sich der Vogel in Besitz, ist etwas über seine Vorbesitzer bekannt?
3. Werden oder wurden nebenher noch andere Heimtiere oder Vögel gehalten?
4. War der Vogel vorher schon einmal krank und wenn ja, welche Behandlung wurde durchgeführt?
5. Welches sind die auffälligsten Krankheitsanzeichen?
6. Wie lange wurden diese Symptome beobachtet?
7. Wie häufig traten diese Symptome auf?
8. Hat der Vogel Freiflug?
9. Wie ist die Zusammensetzung des täglichen Futters?

Adspektion

Bevor der Vogel aus seinem Käfig herausgenommen wird, sollten sein Verhalten und der Inhalt seines Käfigs näher untersucht werden.

Vogel

1. Sträubt der Vogel sein Gefieder, sitzt er mit geschlossenen Augen da oder steckt er seinen Kopf unter einen Flügel?
2. Nimmt der Vogel Anteil an seiner Umgebung?
3. Benutzt er beide oder nur ein Bein? Sitzt er auf dem Boden des Käfigs?
4. Zeigt der Vogel Schnabelatmung oder sind Atemgeräusche zu hören?
5. Wippt der Vogel atemsynchron mit dem Schwanz?
6. Spreizt der Vogel seine Flügel ab?

Käfig und Ausstattungsgegenstände

1. Sind im Käfig Spiegel oder andere Spielsachen, die den Fütterungstrieb, d.h. das Auswürgen von Körnern verstärken können?
2. Ist das Käfiggitter mit bleihaltiger Farbe gestrichen, wodurch Störungen im Bereich des Verdauungstraktes oder ZNS-Störungen hervorgerufen werden könnten?
3. Haben alle Sitzstangen den gleichen Durchmesser oder werden ungeschälte Zweige unterschiedlicher Stärke verwendet, die eine einseitige Belastung der Füße verhindern?
4. Befinden sich an den Sitzstangen, unter dem Spielzeug oder den anderen Gegenständen im Käfig Rote Vogelmilben? Die Sitzstangen soll-

ten aus dem Käfig entfernt und die Kerben am Ende der Stangen kontrolliert werden. Dort verstecken sich die Roten Vogelmilben besonders gern.

5. Sind auf dem Käfigboden oder am Vogel erbrochene Körner zu finden? Manchmal sind auch keine Körner zu sehen, dafür verklebt aber eine schmierige oder trocken-karamelartige Substanz die Federn im Kopfbereich des Vogels.

Kotbeurteilung

Der normale Vogelkot ist dunkelgrün oder schwarz und hat eine feste Beschaffenheit mit einer weichen, weißen Haube in der Mitte. Das Dunkelfarbige ist der fäkale Anteil, die weiße Haube ist der Harnanteil der Ausscheidung. Gewöhnlich schwankt die Zahl der Defäkationen zwischen 25 und 50 pro Tag. Häufig kann bei früchtefressenden Papageien oder anderen nektar- oder früchtefressenden Arten wässriger Kot beobachtet werden. Oft findet man einige wasserartige Ausscheidungen bei ansonsten normaler Konsistenz des Kotes. Viele Vögel, die seit ihrer Anschaffung nicht mehr diese Umgebung verlassen haben, ängstigen sich in jeder fremden Situation und bekommen einen „nervösen Durchfall".

Wässriger, teigiger Kot, der in der Regel mit weißem Harn vermischt und von einem Wasserrand umgeben ist, weist auf Durchfall oder Darmkatarrh hin. Dieser Befund kann bei vielen Erkrankungen diagnostiziert werden.

Man gibt dann etwas Kot in eine Schale und führt in gesättigter Zuckerlösung eine Flotation zur Untersuchung auf Darmparasiten durch. Eine Sammelkotprobe, insbesondere der flüssige Teil des Kotes, wird mit destilliertem Wasser vermengt und anschließend mit Hilfe von Harnglukoseteststreifen auf Glykosurie untersucht.

Es sollte aber auch auf Blutbeimengungen oder unverdaute Futterpartikel im Kot bzw. das Fehlen der Faeces oder Farbänderungen im Harnkot geachtet werden. Besteht der Verdacht auf Enteritis, sammelt man frische Kotproben auf wasserfester Folie für eine bakteriologische Untersuchung.

Fütterung

Der Körnerbedarf des Wellensittichs beträgt ungefähr 1–2 Teelöffel täglich oder das 100fache des Vogelgewichts jährlich. Die übliche Mischung besteht aus 40% Kanariensaat, 50% Hirsekörnern und 10% Hafer. Die Mengen sind von Tier zu Tier unterschiedlich und hängen unter anderem auch von der Aktivität des Vogels ab. Eine andere Mischung, die von den Vögeln ebenfalls angenommen wird, setzt sich aus einem Teil Raps, drei Teilen Kanariensaat, einem Teil weißer und einem Teil roter Hirse zusammen. Finken kann man grundsätzlich die gleiche Basismischung geben, allerdings besteht ihr Futter zu zwei Teilen, anstatt zu drei Teilen aus Kanariensaat. Vieles spricht dafür, daß die kleinere gelbe Hirse für die Ernährung des Vogels günstiger ist. Darüber hinaus sollte man bedenken, daß kommerzielles Körnerfutter häufig einen Mangel an Lysin und Arginin aufweist und zudem arm an Vitaminen A, D und B_{12} ist. Auch nach einer Zufütterung von Tintenfischschulp (Sepia), Grit, frischem Gemüse, Eidotter, Milchprodukten, Vitamin-Mineralmischungen und Leckerbissen wie Biskuit, Haferschrot, Apfel, Banane, Orange, Erdnußbutter und hartem Brot sollte gefragt werden. Diese Futterergänzungen sorgen für eine vielseitige Ernährung.

Eine ausgewogene Kost für Beos würde aus getrockneten Insekten, frischen Früchten (Orange, Apfel, Banane), gekochten Eiern, Hackfleisch, Frischkäse sowie mit einem Vitamin- und Mineralstoffgemisch versetzten Hundetrockenfutter bestehen.

Trinkwasser

Es ist äußerst zweckmäßig, wenn sich feststellen läßt, wie hoch der tägliche Wasserbedarf des Vogels ist. Dabei ist es am einfachsten, sofern der Vogelhalter dazu in der Lage ist und die Umstände es erlauben, wenn diese Messungen der Wasseraufnahme schon zu Hause durchgeführt werden. Der normale Trinkwasserbedarf eines Wellensittichs schwankt etwa zwischen 1½ und 1 Teelöffel täglich.

Klinische Untersuchung

Umgang mit dem Vogel

Bevor man einen kleinen Vogel, wie z.B. einen Kanarienvogel oder einen Wellensittich vorsichtig aus dem Käfig herausnehmen kann, müssen zuvor alle Türen und Fenster geschlossen werden, um ein Entfliehen zu verhindern. Man sollte ebenfalls darauf achten, daß die geöffnete Käfigklappe abgedeckt ist, um ein Entweichen am Arm vorbei zu verhindern. Die Hand bewegt sich dann langsam auf den Vogel zu, sobald der erste Kontakt hergestellt ist, drückt man die Flügel vorsichtig an den Körper und nimmt den Vogel aus dem Käfig heraus. Dabei fixiert man den Kopf zwischen Daumen und Zeigefinger (Abb. 1.1). Außerhalb des Käfigs kann der Vogel zwar einer Assistenz zum Halten übergeben werden, die Untersuchung läßt sich jedoch in zufriedenstellender Weise durchführen, wenn der Tierarzt den Vogel selbst hält. Besondere Vorsicht ist im Umgang mit zierlichen Patienten, wie Kanarienvögeln und anderen Finken, geboten, da diese Vögel leicht zu verletzen sind und unter Umständen durch zu grobe Behandlung getötet werden können.

Mittelgroße Vögel, z.B. Nymphensittiche oder Conuren (Aratinga spp.), sind in der gleichen Weise zu fixieren wie kleinere Vögel. Allerdings benötigt man dafür zusätzlich einen festeren Lederhandschuh, z.B. einen Autohandschuh (Abb. 1.2), da ein Wollhandschuh keinen ausreichenden Schutz gegen das Beißen bietet.

Zum Festhalten größerer Vögel haben sich derbere, aber dennoch geschmeidige Lederhandschuhe (z.B. Schweißerhandschuh, Abb. 1.3) bewährt.

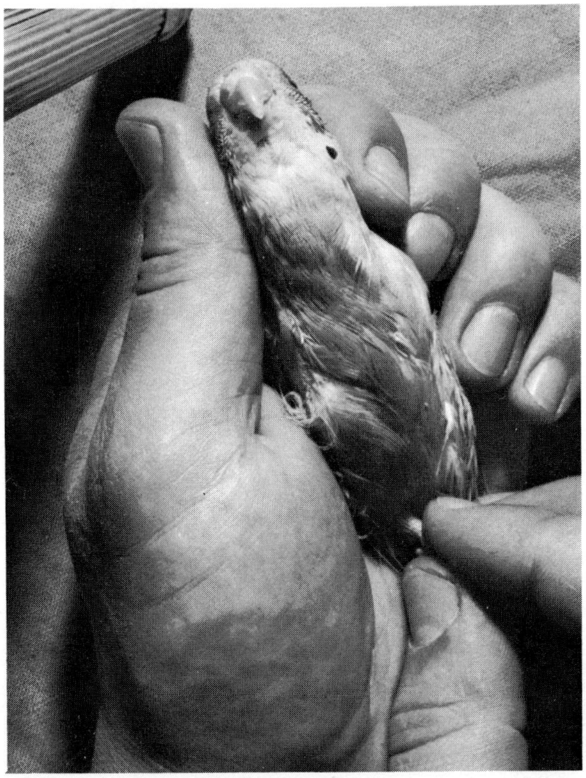

Abb. 1.1 Fixierung eines Vogels für die klinische Untersuchung oder andere Manipulationen ohne Assistenz

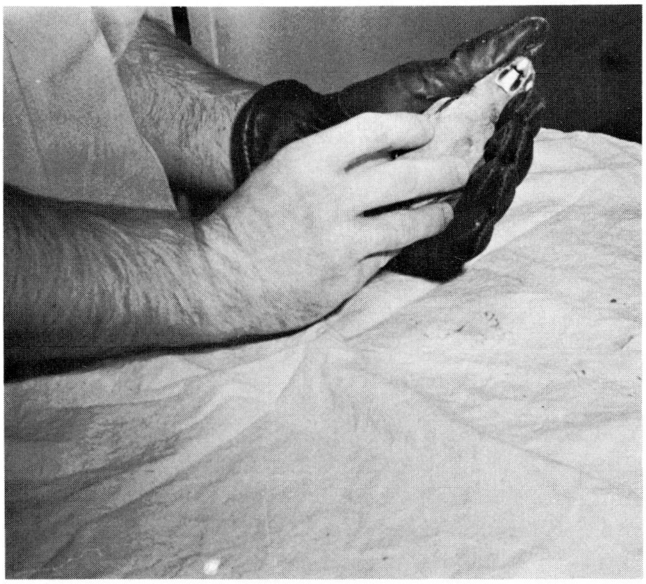

Abb. 1.2 Fixierung eines mittelgroßen Vogels

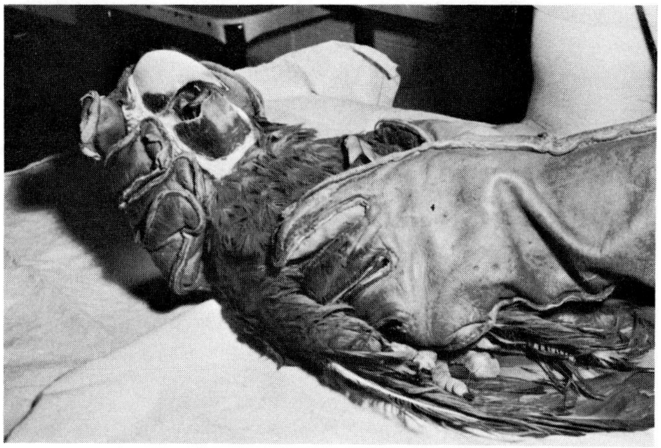

Abb. 1.3 Fixierung eines großen Vogels

Der Versuch, den Vogel zu fangen, nachdem man ihn mit einem Handtuch bedeckt hat, kann zu Verletzungen oder zum Entweichen führen, da beim blinden Fixieren unsicher bleibt, wo der Vogel tatsächlich festgehalten wird.

Untersuchung des Kopfes

Die klinische Untersuchung sollte mit der Kontrolle des Kopfes beginnen. Man sucht dabei nach atypischen Federn, die häufig im Scheitelbereich zu finden sind, nach Abschürfungen, Hautwunden oder nach Frakturen. Die Schädelform des Vogels ist ebenfalls auf Asymmetrien zu überprüfen. So konnte bei einem Wellensittich mit Schädelveränderungen nach Sektion und histologischer Untersuchung festgestellt werden, daß er an einem Ependymom des Gehirns litt, das sich in der Wand des lateralen Ventrikels entwickelt hatte.

Bei einem Kanarienvogel bestand der Verdacht auf eine subkutane Zubildung genau über dem Auge, nach seiner Entfernung und einer histologischen Untersuchung wurde dieses Gewebe als Epidermis-Einschlußzyste differenziert.

Ohren

Die Ohren, die keine Ohrmuscheln haben, liegen unterhalb und hinter den Augen. Sie sollten genau auf Absonderungen, Zubildungen, Fremdkörper und Wunden untersucht werden.

Augen

Besondere Aufmerksamkeit bei der Untersuchung der Augen sollte ödematös geschwollenen Lidern mit subkutanen Blutungen gewidmet werden, wie sie bei Kanarienvögeln mit Malaria feststellbar sind. Es ist ebenfalls wichtig, Verletzungen der Hornhaut, Abszesse und das Hervortreten des dritten Augenlides als Folge einer Infektion zu beachten. Eine Entzündung oder einzelne Effloreszenzen des Lidrandes werden bei Kanarienvögeln oft mit einer Pockeninfektion in Verbindung gebracht. Eine aus der Augenhöhle eines Wellensittichs hervorgetretene Zubildung erwies sich als ein Lipom, das seinen Ursprung tief in der Orbita hatte. In einem anderen Fall konnte ein Fibrosarkom von der Lidbindehaut entfernt werden. Ein weiterer Vogel hatte eine sichtbar vergrößerte Orbita und eine diffuse Keratitis, die auf keine Therapie ansprachen. Nach der Bulbusexstirpation wurde durch Gewebsuntersuchung eine eitrige Panophthalmie diagnostiziert. Die Augen sollten auch auf Katarakte untersucht werden, die gelegentlich bei Wellensittichen, häufiger jedoch bei Nymphensittichen festgestellt werden. Wird im Vorbericht erwähnt, daß der Vogel unter bestimmten Umständen sehr hektisch reagiert, muß in der Differentialdiagnose auch Erblindung in Betracht gezogen werden.

Wachshaut

Die Wachshaut des männlichen Wellensittichs ist normalerweise blau und die des Weibchens braun, in vielen Fällen liegt die Färbung jedoch zwischen diesen bieden Tönen. Aus diesem Grund ist es in manchen Fällen schwierig, eindeutig zwischen den Geschlechtern unterscheiden zu können. Hinsichtlich des allgemeinen Gesundheitszustandes des Vogels ist eine Hypertrophie der Wachshaut von geringer Bedeutung. Die Wachshaut sollte jedoch auf Schwellungen, die durch Abszesse in der Nasenhöhle verursacht sein können, untersucht werden. Schließlich müssen auch schwammartige Gewebswucherungen berücksichtigt werden, die auf einen Befall mit Räudemilben (Cnemidocoptes spp.) hindeuten.

Nasenlöcher

Im Bereich der Wachshaut befinden sich die Nasenlöcher. Bei der Untersuchung sollte darauf geachtet werden, ob sie verstopft sind. Im fortgeschrittenen Krankheitsbild einer Sinusitis lassen sich häufig käsige Absonderungen in den Nasenöffnungen feststellen. Da die Nasenhöhlen aber direkt in die Nasenöffnungen münden, können solche käsigen Massen bei der Behandlung einer Sinusitis Probleme bereiten, weil der Abfluß von Entzündungsprodukten aus einer Nasenhöhle nur auf diesem Wege erfolgen kann. Die unterschiedliche Größe der Nasenlöcher deutet auf eine vorangegangene Entzündung hin.

Schnabel

Der Schnabel sollte auf Frakturen, Übergröße, abnorme Formen, Atrophie, Tumore, Kreuzschnabel, Brüchigkeit und Schuppenbildung untersucht werden. Da der Unterschnabel ebenfalls häufig Abweichungen in Größe und Form aufweist, muß dieser entsprechend berücksichtigt werden. Umfangsvermehrungen im Bindegewebe zwischen den beiden Unterschnabelästen können durch Vitamin A-Mangel hervorgerufen werden. Schwammartige Veränderungen eines verdickten Schnabelhorns sind wiederum Anzeichen für den Befall mit Räudemilben. Die Schnabelwinkel werden auf Granulationsgewebe oder ulzerierende Bindegewebspolypen überprüft.

Schnabelhöhle

Während der Untersuchung der Schnabelhöhle wird auf Veränderungen geachtet, die auf Entzündungen oder Zubildung hinweisen. Bei einem Wellensittich konnte so ein schuppiges Papillom des Epithels festgestellt werden, das im Pharynx anheftete.

Zunge

Die Zunge sollte sorgfältig nach Gegenständen abgesucht werden, die zu Verletzungen der Zungenbasis geführt haben könnten, wie z.B. Nylonfäden oder eine Gardinenmasche. Es ist ebenfalls zu empfehlen, die Zunge nach Wunden, hervorgerufen durch ätzende Substanzen, nach Verletzungen, verursacht durch scharfe Gegenstände, und nach Brandwunden, die durch die Aufnahme von heißen Nahrungsmitteln entstanden sind, abzusuchen. Schließlich wurden bei mehreren Vögeln neoplastische Zubildungen festgestellt, die den größten Teil der Zungenmuskulatur durchsetzt hatten und sich weit in die tieferen Abschnitte des Rachens ausdehnten.

Untersuchung des Halses

Kropf

Im Bereich des Halses ist der Kropf das auffallendste Organ. Er befindet sich rechts der Medianen und zieht unterschiedlich weit in Richtung des Brusteinganges. Seine Ausdehnung hängt vom Alter und der Größe des Vogels ab. Im Gegensatz zu Hühnern, bei denen der Kropf als Divertikel ausgebildet ist, stellt sich der Kropf des Sittichs als spindelförmige Erweiterung der Speiseröhre dar, die sich im pektoralen Teil verengt und zirkuläre Muskelfasern enthält. Er dient als „Futterlager“ , das es dem Vogel ermöglicht, aufgenommenes Futter zu einem späteren Zeitpunkt zu verdauen. Hier wird das Körnerfutter aber auch angefeuchtet und aufgeweicht. Normalerweise faßt der Kropf 1–2 ml Flüssigkeit und zeigt eine Eigenperistaltik. Die dafür verantwortliche glatte Muskulatur in der Kropfwand ist beim Wellensittich deutlich, bei Kanarienvögeln meistens nicht vorhanden. Bei der Palpation des Kropfes sollte nach Inhalt, Dilatation oder Verlust des Muskeltonus gefahndet werden, auch neoplastische Zubildungen der Kropfwand, von denen gewöhnlich ein stinkender Geruch ausgeht, sind zu beachten. Von fünf chirurgisch aus der Kropf- und Halsgegend entfernten Zubildungen handelte es sich jeweils um ein subkutan eingeschlossenes Xanthom, ein undifferenziertes Sarkom, ein Leiomyom und ein Fibrosarkom, das in die Kropfwand infiltrierte. Eine Umfangsvermehrung stellte sich als Epidermoidzyste im Bereich der Vena jugularis heraus. Als diese Zyste aufbrach, zeigte sich, daß die Zubildung durch eine abgesonderte Masse hervorgerufen wurde. Durch die Einführung einer abgerundeten Sonde in den Schlund bis hinunter in den Kropf läßt sich feststellen, ob eine Verlegung oder eine Anschoppung des Kropfes vorliegt. Eine Ursache für die Verlegung des Kropfes ist bei Wellensittichen eine Schilddrüsendysplasie, die gelegentlich durch Zysten kompliziert wird.

Untersuchung des Körpers

Brustbereich

Durch Palpation kann der Untersucher den Normalbefund im Brustbereich eines Vogels erfassen. Die Ausbildung der Muskulatur (als Hinweis für den Ernährungszustand) und das Vorhandensein oder Fehlen von Fett kann durch Palpation ebenfalls festgestellt werden. Es gibt kaum adipöse Kanarienvögel, dafür sind allerdings fettleibige Wellensittiche, die massive Fettpolster über dem Brust- und dem Abdominalbereich aufweisen, häufig zu finden. Zubildungen im Brustbereich treten ebenfalls oft auf. Von 49 Zubildungen, die aus dem Brustbereich entfernt und einer histologischen Untersuchung unterzogen wurden, handelte es sich um 16 Xanthome, 27 Lipome, ein Neurofibrom, ein Papillom, ein Plasmazelltumor und ein Neurosarkom. In zwei Fällen konnte das untersuchte Gewebe als nekrotisches Fett differenziert werden. Bei fettleibigen Vögeln wird das über der Brustmuskulatur liegende Fettgewebe häufig mit Tumoren verwechselt und dann chirurgisch entfernt. Diese Fettablagerungen haben eine elastische Beschaffenheit, sind bilateral symmetrisch und haben eine gleichmäßig blaßgelbe Farbe.

Blutungen aus einem verletzten Blutgefäß können den plötzlichen Tod des Vogels zur Folge haben. Betroffen davon ist vor allem eine Vene, die subkutan über Brustkorb und Bauch verläuft.

Wie bei anderen Tierarten auch, kann das Stethoskop zur Auskultation der Herztöne benutzt werden (Abb. 1.4). Die normale Herzfrequenz des Wellensittichs liegt zwischen 300–500 Schlägen pro Minute, diese Frequenz ist viel zu hoch, als daß die einzelnen Herzschläge ebenfalls registriert werden könnten. Eine Bradykardie aber, bei der jeder einzelne Herzschlag deutlich hervortritt, ist einfach zu diagnostizieren und zeigt oft einen bevorstehenden Kreislaufkollaps an. Die Auskultation der Lunge läßt sich ohne Schwierigkeiten durchführen, das Vorhandensein einer Atemnot kann leicht festgestellt werden. Normalerweise beträgt die Atemfrequenz 85 pro Minute. Die Kapazität an Atemluft wird durch das Luftsacksystem erhöht und ist beim Fliegen und zur Regulation der Körpertemperatur notwendig. Ein Vogel hat neun Luftsäcke: einen interklavikulären sowie jeweils zwei zervikale, kra-

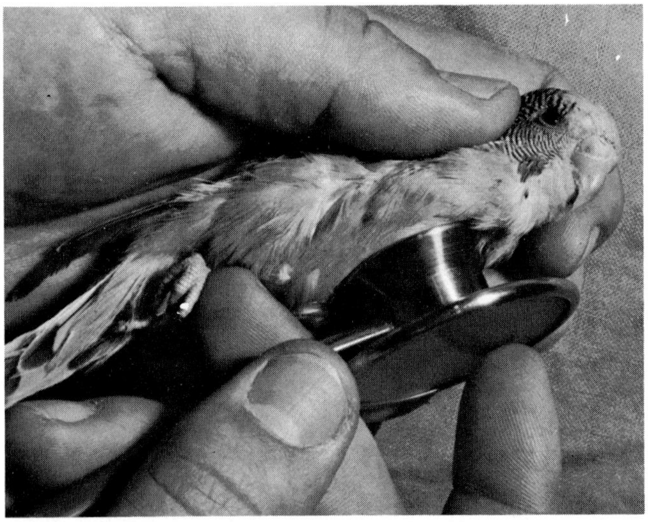

Abb. 1.4 Haltung des Vogels und Lage des Stethoskops zur Auskulation von Herz und Lunge

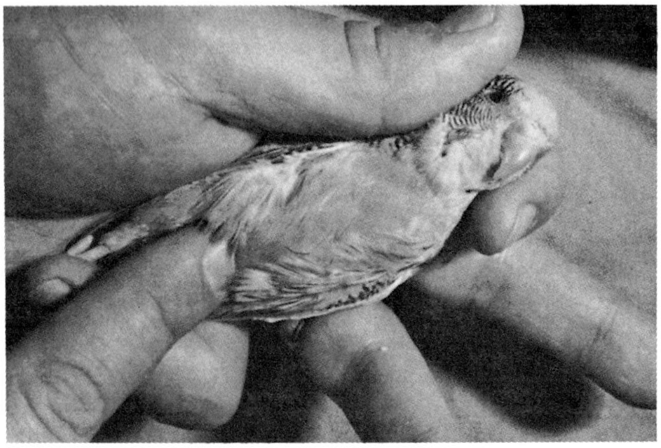

Abb. 1.5 Haltung des Vogels und Lage des Zeigefingers zur Palpation intraabdominaler Zubildungen

niale und kaudale thorakale und abdominale Luftsäcke. Über luftführende Wege sind Bronchien, Luftsäcke und pneumatisierte Knochen verbunden und kommunizieren sogar mit den Federkielen. Liegt eine chronische Infektion der Luftsäcke vor, so kann der betroffene Vogel stoßweise oder auch regelmäßig fiepende Atemgeräusche von sich geben.

Ein subkutanes Emphysem entsteht manchmal als Folge einer Luftsackruptur.

Abdominalbereich

Am besten läßt sich die Palpation des Bauches mit dem Zeigefinger durchführen (Abb. 1.5). Normalerweise spürt der Untersucher den kaudalen Leberrand und andere abdominal gelegene Organe, die eine weiche und elastische Konsistenz haben, mit Ausnahme des Muskelmagens, nicht.

Beim Auftreten einer Legenot wird das Ei als ein fester, ovaler Körper in der Kloakengegend spürbar. Vögel, die sehr häufig Eier legen, neigen zur Hernienbildung im Umbilicalbereich. Bei der Palpation solcher Umfangsvermehrungen ertastet man zunächst nur einen schlaffen Hautsack, beim vorsichtigen Rollen des Gewebes zwischen Daumen und Zeigefinger können jedoch auch Eingeweideteile festgestellt werden.

Eine Umfangsvermehrung des Bauches ist oft die Folge einer Geschwulst an inneren Organen, einer Zyste oder einer Bauchfellentzündung, hervorgerufen durch Schichteibildung.

Schwanz

An der Schwanzbasis gilt die Untersuchung möglichen Veränderungen der Bürzeldrüse einschließlich tumorösen Zubildungen. Geschwülste, die chirurgisch aus diesem Bereich entfernt wurden, konnten als sechs Plattenepithelkarzinome, zwei Leiomyosarkome, zwei Xanthome, drei Epidermoidzysten, ein Lipom und ein Fibrosarkom differenziert werden.

Die Bürzeldrüse, die bei den meisten Vögeln, mit Ausnahme z.B. einiger Papageien und Tauben, zu finden ist, erscheint manchmal gestaut. Dies führt zu einem Krankheitsbild, das als Bürzeldrüsenentzündung oder „pip“ bekannt ist.

Der Untersucher sollte auf angebrochene Schwanzfedern achten, da sie Ursache einer beträchtlichen Blutung sein können und dann herausgezogen werden müssen.

Untersuchung der Flügel

Die Flügel sollten vorsichtig ausgebreitet und auf Rißwunden oder Abschürfungen in der Haut überprüft werden. Subkutane Zubildungen, die im Gelenkbereich am auffälligsten sind, lassen sich dadurch ebenfalls leicht feststellen. Bei vier vom Flügel entfernten Zubildungen handelte es sich um ein Xanthom, zwei Lipome und ein undifferenziertes Sarkom. Man sollte eine gründliche Untersuchung der Gelenke auf das Vorhandensein von kreideartigen Ablagerungen oder „Tophi“, die bei einer Gelenksgicht auftreten, durchführen. Geschwollene Gelenke mit harten, gelblichen, tumorartigen Gewebsveränderungen u.a. an den Flügeln von Tauben können durch Tuberkulose entstandene Veränderungen sein. Gelenke, die mit klarer bis grauer

Flüssigkeit prall gefüllt sind, findet man häufig im Verlauf einer Salmonellose.

Die Federn im Bereich des Flügels sollten ebenfalls sorgfältig untersucht werden, da Federbalgabszesse häufig zu diagnostizieren sind. Sobald ein Vogel seine Flügel unphysiologisch hält, sollte mit einer schonenden Untersuchung festgestellt werden, ob dieser Flügel gebrochen ist. Dabei hat der Untersucher stets zu bedenken, daß die Flügelgelenke äußerst flexibel und in allen Richtungen beweglich sind, so daß es leicht zur Fehldiagnose „Flügelfraktur“ kommen kann, obwohl nur eine Zerrung vorliegt.

Untersuchung der Hintergliedmaßen

Nachdem die Adspektion des Vogels im Käfig ergeben hat, daß er sich nur auf einem Bein abstützt, um auf der Sitzstange Halt zu finden oder stehen zu können, ist zunächst durch eine vorsichtige Untersuchung dieses Beines festzustellen, ob eine Fraktur vorliegt. Intraabdominale Zubildungen oder ein Koagulum in der Aorta können die Blutzufuhr der Beine ebenfalls derart beeinträchtigen, daß der Vogel lahmt. Da die Lippen sensibler auf Temperaturunterschiede reagieren als die Hand, sollte der Untersucher zuerst das betroffene und dann das gesunde Bein an seine Lippen führen, um einen evtl. spürbaren Temperaturunterschied infolge Durchblutungsstörungen durch Vergleich der beiden Beine feststellen zu können. Die Beine müssen auch auf eine vermeintliche Muskelzubildung untersucht werden, so erwiesen sich bei drei Vögeln mit solchen Zubildungen einer als Leiomyosarkom, das das ganze Bein erfaßte, und zwei andere als subkutane Sarkome.

Die Gelenke der Beine werden auf Schwellungen untersucht, die, wie bereits erwähnt, Harnsäureablagerungen („Tophi“) sein können oder ein Krankheitsbild anzeigen, das als „Bumblefoot“ oder Staphylokokkenarthritis bezeichnet wird.

Die Zehen sollten regelmäßig auf überlange Nägel kontrolliert werden, mit denen die Vögel leicht an Gegenständen im Käfig wie auch in der Wohnug hängenbleiben können. Wichtig ist außerdem, sorgfältig nach feinen Fäden oder ähnlichem zu fahnden, die oft Ursache eines abgeschnürten Zehengliedes sind. Die Zehen sollten ferner auf Mißbildungen untersucht werden, die gewöhnlich als Folge früherer Erkrankungen auftreten, manchmal aber auch durch Riboflavinmangel verursacht werden. Bei Kanarienvögeln bezeichnet man dieses Krankheitsbild als „steife Zehe“ oder „Slipped toe“.

Untersuchung der Haut und der Federn

Kanarienvögel und Papageien mausern normalerweise im Juli und August, beim Wellensittich tritt die Mauser dagegen zwei oder dreimal im Jahr auf. Während der sechs bis achtwöchigen Mauser fallen dem Vogel die alten Federn aus und werden durch neue ersetzt.

Die Haut eines Vogels ist sehr dünn, das gilt insbesondere für kleine Arten, wie Kanarienvögel oder Wellensittiche. Beim Anheben eines Flügels wird deutlich, daß sich im Bereich der Achselhöhle keine Federn befinden. Die Federn sind mit Ausnahme der Achsel in Fluren über den Körper verteilt. Bei genauerer Betrachtung fällt auf, daß sich die Muskulatur unter der Haut dunkelrot und das Fettgewebe gelb abzeichnen.

Der Untersucher sollte auch auf Federmißbildungen, die in der Regel auf Entzündungen der Federfollikel zurückzuführen sind, und auf abgebrochene Federn, die gewöhnlich durch äußere Gewalteinwirkungen verursacht werden, achten.

Behandlungsmethoden

Nachdem der Vogel sorgfältig untersucht und eine Diagnose gestellt wurde, kann als nächster Schritt die gezielte Anwendung von Arzneimitteln folgen. Es gibt mehrere Möglichkeiten, Medikamente zu verabreichen. Da jede Methode ihre Vor- und Nachteile hat, sollte vorher eine sorgfältige Abwägung erfolgen. Von einigen Ausnahmen abgesehen, ist die ambulante Behandlung des Patienten aus folgenden Gründen am günstigsten:

1. Ein Umgebungswechsel stellt für den Ziervogel eine starke Belastung dar.
2. In den meisten Fällen ist eine konsequente Beaufsichtigung und liebevolle Pflege des Vogels notwendig. Diese Aufgaben erledigt der Vogelhalter in der Regel am besten.
3. Die Kosten für eine stationäre Unterbringung ihres Ziervogels ist für viele Vogelhalter aus finanziellen Gründen nicht tragbar.

Wassermedikation

Ist der Vogelhalter nicht gewillt oder in der Lage, seinen Vogel anzufassen, oder muß der Vogel außerhalb versorgt werden, stellt die Medikation des Vogels über das Trinkwasser die Methode der Wahl dar. Dieser Art der Behandlung hat sich auch für größere Vögel, wie Graupapageien oder Aras, die nicht einfach festzuhalten sind, bewährt. Wenn ein

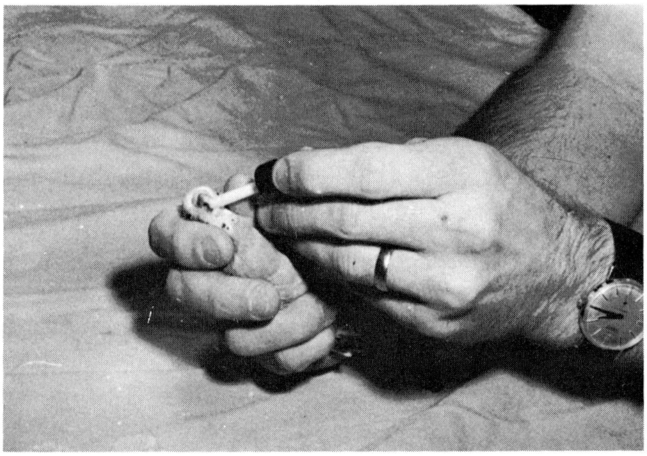

Abb. 1.6 Haltung des Vogels zur peroralen Applikation von Medikamenten

kranker Vogel das Futter schon ablehnt, ist er häufig noch zu einer Wasseraufnahme bereit.

Bevor man sich aber schließlich für eine Methode entscheidet, müssen verschiedene andere Faktoren mit berücksichtigt werden. Das eingesetzte Medikament sollte sich durch eine große Toleranz auszeichnen, da die einzelnen Vögel häufig beträchtliche Unterschiede in der Flüssigkeitsaufnahme zeigen können, die während der Erkrankung noch verstärkt werden. Ferner muß das für die Behandlung ausgewählte Medikament in wasserlöslicher Form vorliegen, sollte geschmacklos oder wohlschmekkend und möglichst farblos sein.

Futtermedikation

Ist es aus bestimmten Gründen nicht möglich, den ambulant zu behandelnden Vogel die Medikamente über das Trinkwasser zu verabreichen, sollte man versuchen, das Futter mit Medikamenten zu versetzen.

Ein Hauptproblem dieser Behandlungsart ist die häufig zu beobachtende Futterverweigerung der erkrankten Vögel. Ein weiterer Nachteil ist das Entspelzen des Körnerfutters, da mit dem Spelzen auch ein beträchtlicher Teil der Medikamente verlorengeht. Einige spezielle Medizinalfutter (z. B. zur Behandlung der Psittakose) sind jedoch derart präpariert, daß die Arzneimittel direkt mit dem geschälten Körnerfutter aufgenommen werden können. Grundsätzlich verspricht die Futtermedikation sicherlich bei den Fällen den größten Erfolg, in denen nutritive, endokrine oder Vitamin-Mangelzustände mit wohlschmeckenden Futterzusätzen behandelt werden können.

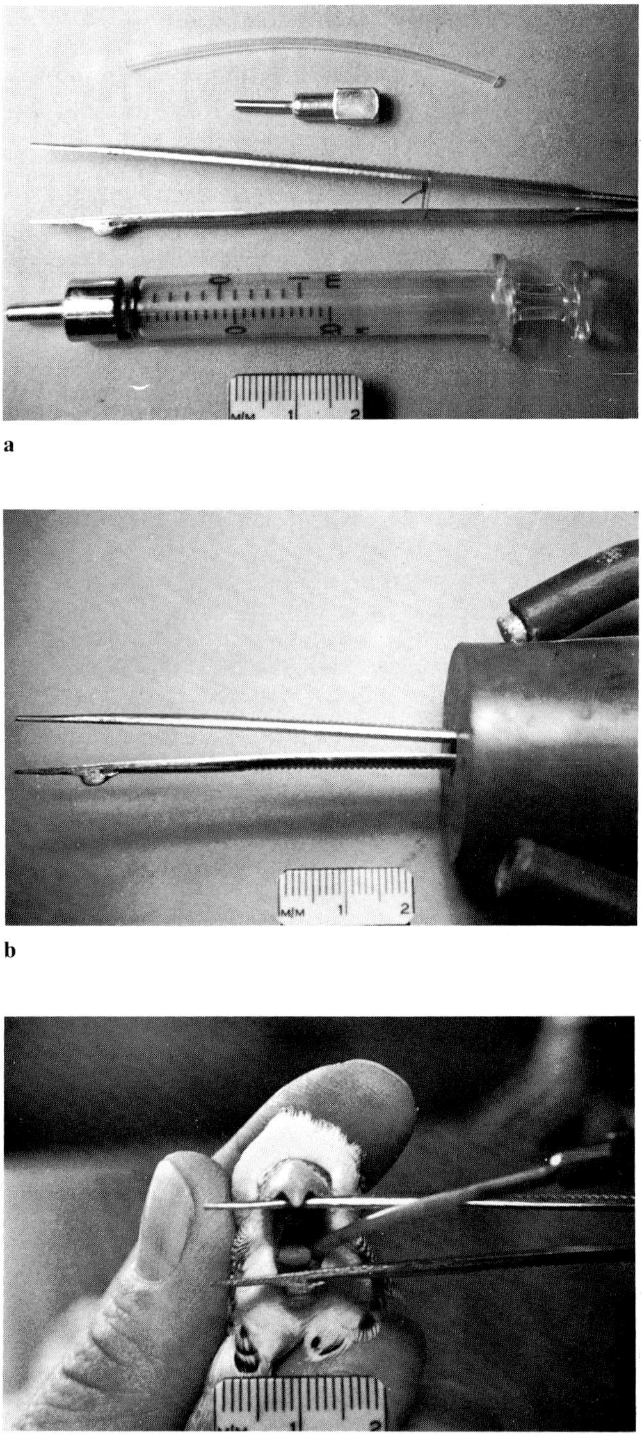

a

b

c

Abb. 1.7 Instrumente und Methode zur exakten peroralen Verabreichung von Medikamenten beim Wellensittich (aus: *Blackmore* und *Lucas*[1])
a) Spritze, Pinzette, Kanüle und Polyethylenschlauch
b) Pinzettenende in der Mitte eines Gummistopfens sowie halbkugelige Protuberanz an der Spitze eines Pinzettenschenkels
c) Vogelschnabel, von der Pinzette offengehalten, und Polyethylenschlauch, in den Schlund eingeführt

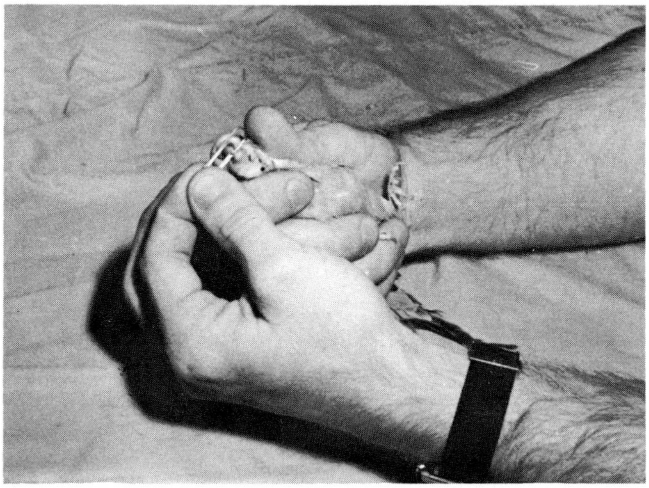

a

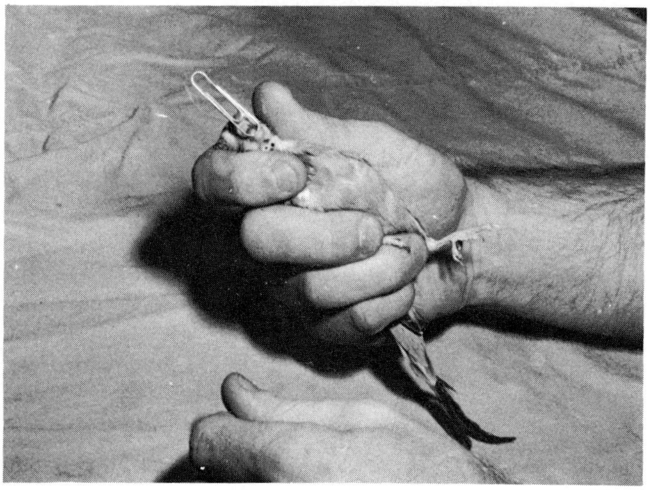

b

Abb. 1.8 Eine Büroklammer als Spekulum, um die perorale Medikamentenapplikation bei Wellensittichen zu erleichtern
a) Haltung des Vogels beim Einsetzen eines Büroklammer-Spekulums
b) Eingesetztes Büroklammer-Spekulum, das den Unter- und Oberschnabel spreizt und Fixierung der Klammer mit Daumen und Zeigefinger

Orale Arzneimittelapplikation

Wenn der Vogelhalter gut mit seinem Vogel umgehen kann und ihn auch behandeln will, ist die orale Verabreichung des Arzneimittels an den Einzelvogel die beste Methode, da so das Medikament exakt dosiert werden kann. Der Vogel wird dabei in einer Hand fixiert, wobei man den Kopf zwischen Daumen und Zeigefinger und den Körper so hält, daß der Oesophagus weitgehend gestreckt ist (Abb. 1.6), weil dadurch ein Verschlucken des Arzneimittels verhindert werden kann. Von dem auf diese Weise applizierten Medikament sollte jeweils nicht mehr als ein Tropfen in den Schnabel gegeben werden. Schluckbewegungen zeigen die Aufnahme des Medikamentes an. Würgt der Vogel die Medikamente wieder aus, wie man es manchmal insbesondere bei Wellensittichen beobachten kann, ist dies unter Umständen durch zu hohe Konzentrationen des Arzneimittels bedingt. Solche Arzneimittel werden häufig besser vertragen, wenn man sie mit Wasser verdünnt.

Größere Vögel, wie Nymphensittiche, Papageien oder Aras, müssen, wie bereits erwähnt, sorgsam fixiert werden, so daß die Arzneimittelapplikation in der entsprechenden Haltung mühelos vonstatten geht. Dabei ist es sicherer, einen Tropfer aus Plastik, statt aus Glas zu verwenden, da größere Papageien durchaus in der Lage sind, das Glas plötzlich zu zerbeißen, was zu unnötigen Verletzungen führen kann.

Blackmore und Lucas[1] beschrieben zur Verabreichung von Medikamenten eine andere Methode. Einzelheiten dieses Systems sind aus der Abbildungsreihe 1.7 (a–c) zu entnehmen. Wichtigster Teil ist eine als Schnabelspreizer modifizierte Splitterpinzette, an deren Schenkel eine Halbkugel etwa 0,5 cm von der Spitze entfernt aufgelötet wurde (Abb. 1.7b). Die geschlossene Pinzette wird so zwischen Ober- und Unterschnabel eingeführt, daß die Halbkugel in der Höhlung des Unterschnabels liegt. Durch Öffnen der Pinzettenschenkel ist der Schnabel jetzt aufzusperren. Anschließend kann ein dünner Kunststoffschlauch oder eine Knopfkanüle mit äußerster Vorsicht ungehindert in den Schlund oder bis in den Kropf vorgeschoben werden (Abb. 1.7c). Diese Technik ist für Flüssigkeitsvolumen zwischen 0,25 und 1,0 ml geeignet.

Eine Büroklammer erwies sich m.E. zum Aufsperren des Schnabels als ebenso günstig. Allerdings kostet es einige Mühe, die Büroklammer gegen den Widerstand des Vogels richtig zwischen Ober- und Unterschnabel zu placieren und schließlich zu fixieren (Abb. 1.8a u. b).

Bariumkontrastbrei kann ebenfalls mit der beschriebenen Methode oral eingegeben werden.

Intramuskuläre Injektion

Während der stationären Behandlung eines Vogels kann die intramuskuläre Verabreichung von Arzneimitteln aufgrund der exakten Dosierungsmöglichkeit als eine ideale Methode angesehen werden. Bei kleinen Vögeln dienen zur i.m.-Injektion 1-ml-Einmalspritzen (wie Tuberkulinspritzen) und kurze

Kanülen der Stärke 0,4 mm. Zur Injektion wird die Nadel in kraniol-dorsaler Richtung nahe dem Brustbeinkamm kaudal im mittleren Drittel der Brustmuskulatur eingestochen. Der Vogel wird in gleicher Weise wie bei der peroralen Behandlung gehalten (Abb. 1.9). Vor der anschließenden Injektion des Arzneimittels sollte kurz aspiriert werden, um den intramuskulären Sitz der Kanüle noch einmal zu überprüfen.

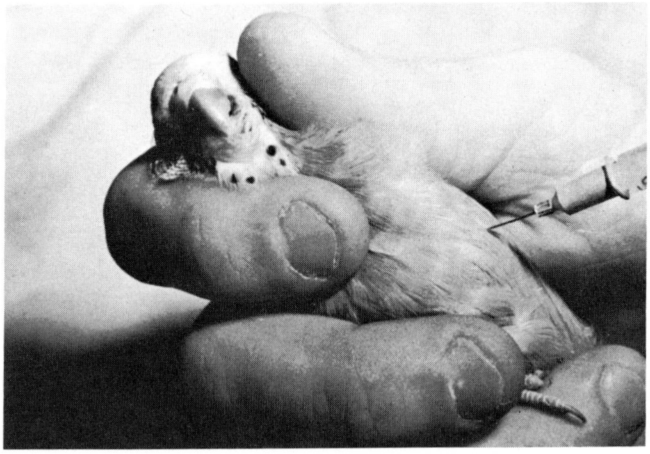

Abb. 1.9 Haltung des Vogels und der Spritze zur intramuskulären Injektion

Subkutane Injektion

Die subkutane Injektion ist eine sehr praktikable Methode, um Medikationen, vor allem aber einen Flüssigkeitsersatz, vorzunehmen. Diese Applikation erfolgt am besten im Bereich unter den Fügeln (Abb. 1.10), und wird mit einer kurzen Kanüle der Stärke 0,4 mm sowie 1- oder 2-ml-Einmalspritzen durchgeführt. Vor der Applikation der Flüssigkeit sollte die Kanüle weit kaudal unter den Flügel eingestochen und nach kranial vorgeschoben werden, da die Vogelhaut nur wenig elastisch ist und die Flüssigkeit später leicht durch den Einstich heraussickern könnte. Bei kleineren Vögeln, wie Wellensittichen und Kanarienvögeln, sollten nicht mehr als 1 oder 1,5 ml an einer Injektionsstelle abgesetzt werden. Bei Nymphensittichen und anderen Vögeln ähnlicher Größe lassen sich Volumina von 3–3,5 ml, bei Papageien und vergleichbaren Vögeln 5–10 ml injizieren.

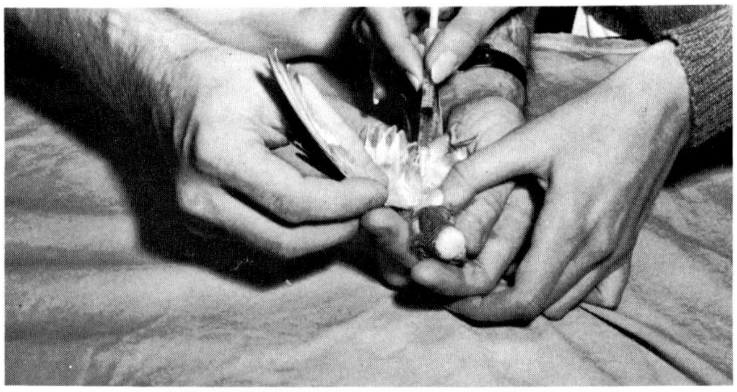

Abb. 1.10 Haltung des Vogels zur subkutanen Injektion

Intravenöse Injektion

Eine intravenöse Verabreichung muß vorgenommen werden, wenn das einzusetzende Medikament aufgrund Gewebsreizungen oder Unverträglichkeit auf keine andere Art gegeben werden kann. Bei kleineren Vögeln nimmt man die stärkere rechte Vena jugularis, da vielen Vogelarten sogar die linke Vene fehlt (Abb. 1.11). Bei Anwendung dieser Injektionstechnik ist jedoch äußerste Vorsicht geboten, da kleinere Vögel durch ungeschicktes Vorgehen zu Tode kommen können. Bei größeren Vögeln, wie den Papageien, kann zur intravenösen Injektion die Unterarmvene benutzt werden.

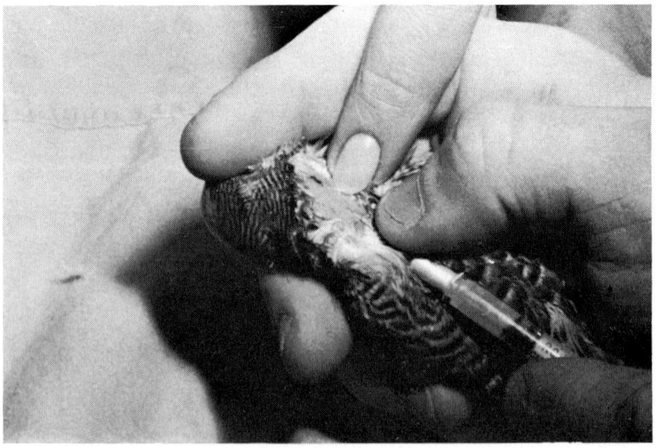

Abb. 1.11 Haltung des Vogels zur intravenösen Injektion; eine Assistenz scheitelt die Federn im Bereich der rechten Vena jugularis

Intraokuläre Arzneimittelapplikation

Die lokale Verabreichung von Medikamenten in das Auge eines Vogels läßt sich leicht durchführen, unabhängig davon, ob stationär oder ambulant behandelt werden muß (Abb. 1.12). Wässrige Augen-

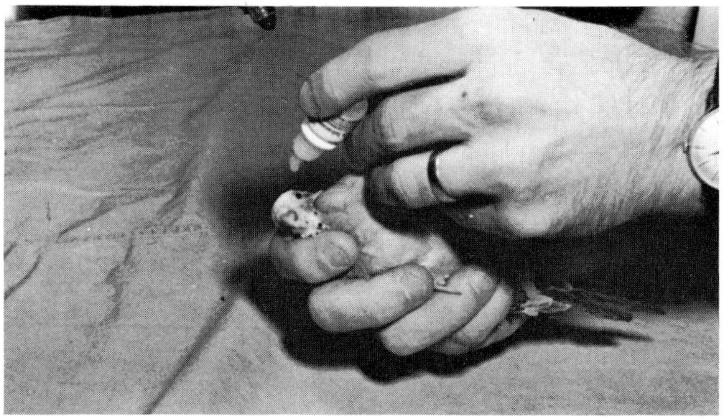

Abb. 1.12 Haltung des Vogels zur intraokulären Applikation von Arzneimitteln

präparate sind in der Regel effektiver einzusetzen als Salben, da der größte Teil der Salbe durch Bewegung des dritten Augenlides auf der Haut der Augenumgebung verteilt wird.

Inhalationstherapie

Die Inhalationstherapie kann zu Hause oder in der Tierarztpraxis durchgeführt werden, es gibt für diese Methode mehrere Indikationen. Bei Erkrankungen im Bereich des Atemtraktes können Antitussiva in Form von Aerosol oder Dampf zur Inhalation angeboten werden. Dazu wird der Vogel in kleine geschlossene Räume oder Kästen gesetzt.

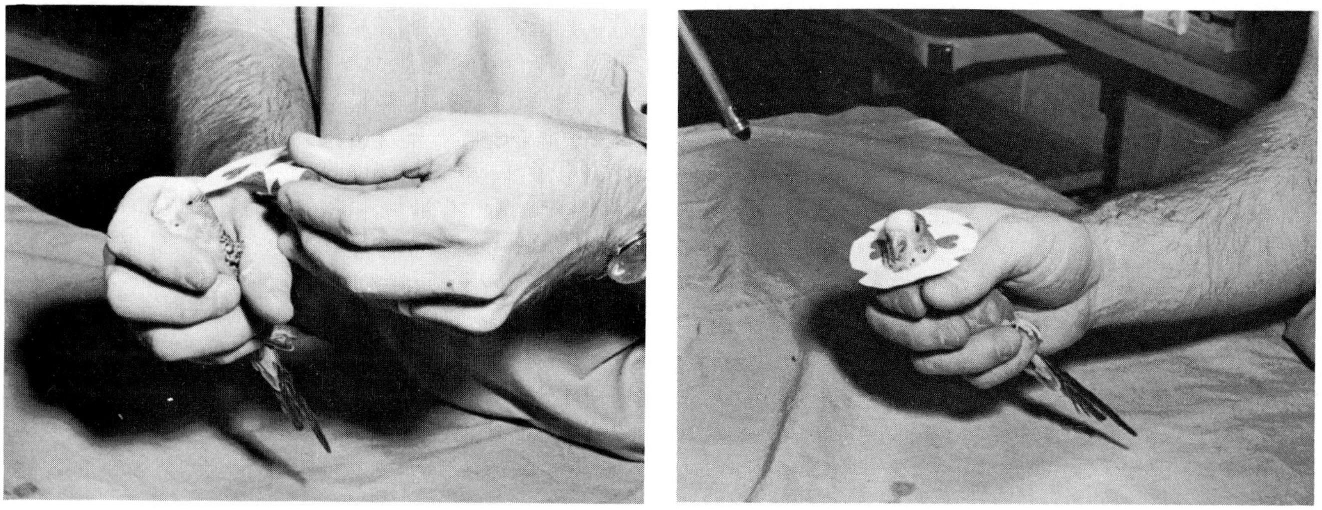

a **b**

Abb. 1.13 Die Verwendung einer Spielkarte als Elisabeth-Halskragen
a) Umknicken des Kragens während er um den Hals des Vogels gelegt wird
b) Sitz des Kragens nach dem Anlegen; ein Klebeband hält die Kartenecken zusammen

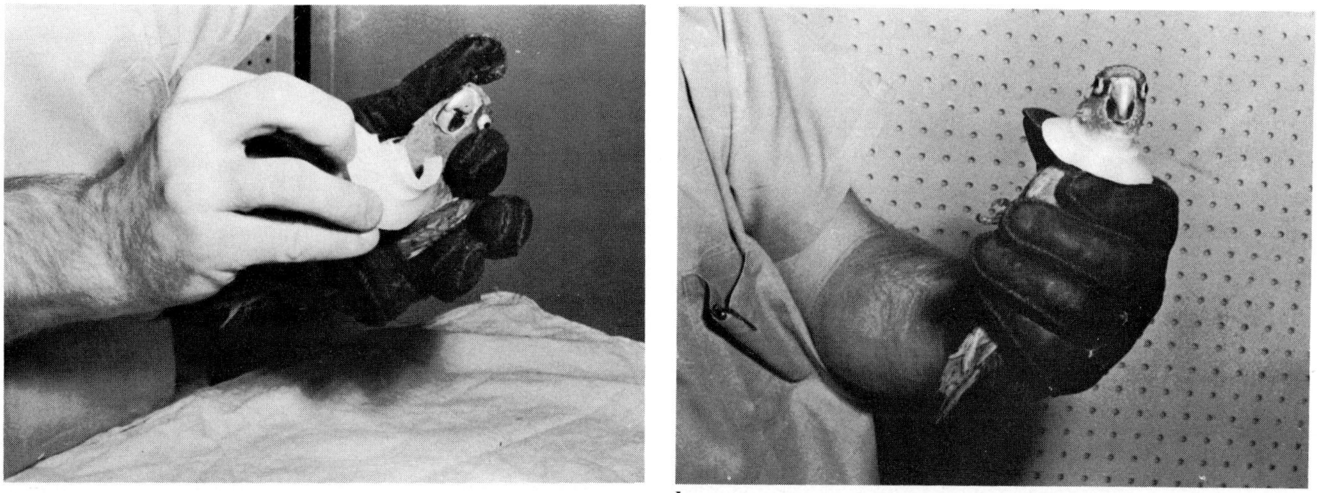

a **b**

Abb. 1.14 Verwendung eines Plastikflaschenkopfes als Halskragen für größere Vögel
a) Auseinanderbiegen der Kragenränder beim Anlegen um den Hals einer Conure
b) Sitz des Halskragens am Vogel

Lokale Arzneimittelapplikation

Äußere Wunden lassen sich ohne Schwierigkeiten durch lokales Auftragen von Medikamenten behandeln, dies ist sowohl ambulant als auch stationär möglich. Der behandelnde Tierarzt sollte allerdings berücksichtigen, daß alle Körperpartien für einen Vogel gut zu erreichen sind, aus diesem Grund können unter besonderen Umständen auch wenig verträgliche oder sogar unverträgliche lokale Arzneimittel peroral vom Vogel aufgenommen werden. Steht in einem solchen Fall ein anderer Behandlungsweg nicht offen, ist aus prophylaktischen Gründen ein Halskragen (z.B. der Elisabeth-Kragen oder ein Zylinderhalskragen) anzulegen, der die Beweglichkeit des Vogelkopfes einschränkt. Für Wellensittiche und Vögel vergleichbarer Größe eignet sich dazu z.B. eine Spielkarte mit einem Format von max. 7 cm (Abb. 1.13a u. b). Der Ausschnitt für den Hals sollte etwas größer als der Durchmesser eines Bleistifts sein. Bei mittelgroßen Vögeln, wie z.B. Conuren, läßt sich das Bepicken verhindern, indem man einen Halskragen aus dem Kopfteil einer angemessen großen Plastikflasche oder -spritze fertigt (Abb. 1.14a u. b).

Literatur

1. *Blackmore, D.K.*, and *Lucas, J.F.*: A simple method for the accurate oral administration of drugs to budgerigars. J. Small Anim. Pract. 6: 27–29, 1965

2. Klinische Laboruntersuchungen

John Lynn Leonard

In diesem Kapitel werden einige Methoden der klinischen Laboruntersuchung bei Ziervögeln vorgestellt, deren Ergebnisse zur Erleichterung der Differentialdiagnose dienen. Grundlagen des Kapitels sind vornehmlich unveröffentlichte Blutuntersuchungen an Wellensittichen (Melopsittacus undulatus) von *Leonard* und *Gallagher*[29].

Methoden zur Blutgewinnung

Zur Zählung der roten und weißen Blutkörperchen und Erstellung eines Differentialblutbildes und Hämatokritwertes benötigt man nur einige Tropfen Blut. Für die anstehenden Untersuchungen sind ein Bluttropfen für den Blutausstrich, eine bis zur 0,5-ml-Markierung gefüllte Erythrozytenmischpipette und ein gefülltes Kapillarröhrchen ausreichend. Da es widersinnig ist, einen Vogel zuvor durch eine Blutentnahme anämisch zu machen, um anschließend festzustellen, daß seine Blutparameter keine Abweichung von der Norm zeigen, sollte als Methode der Blutgewinnung immer die Technik bevorzugt werden, die das gerade benötigte Probenvolumen gewährleistet. Von den verschiedenen Methoden, die angewandt werden, bewährte sich vor allem das Abschneiden der Krallen. Das Blut kann aus dem Krallenstumpf direkt in Pipette und Kapillarröhrchen gesammelt werden, so daß man nur die tatsächlich benötigte Blutmenge entnimmt. Die Blutgewinnung aus der Vena jugularis[36] stellt eine zu hohe Belastung dar, insbesondere wenn der Operateur unerfahren und der Blutverlust dadurch höher als das benötigte Probenvolumen ist. Die Blutgewinnung durch das Abschneiden trockener oder wachsender Federkiele ist ebenfalls ungeeignet.

Gallagher gelang es, jeweils über 0,5 ml Blut zu gewinnen, indem er die Unterarmvene von seinen Wellensittichen einschnitt. Diese Methode hatte jedoch nach Beendigung der eigentlichen Blutgewinnung einen hohen Blutverlust zur Folge, da sich die Blutstillung als äußerst schwierig erwies. Die Punktion der Schnabelwachshaut oder des Herzens wird von *Gallagher* als unbefriedigend beurteilt.

Murdock und *Lewis*[48] beschrieben eine einfache Methode zur Blutgewinnung aus der Vena savena bei Enten. Nach Reinigung der Haut im Fußbereich der Enten mit einer Salzlösung, wird die Vene an der Medialseite sichtbar. Im Bereich der ersten Zehe (Afterzehe) kann die Kanüle (0,7–0,9 mm Durchmesser), aufgesetzt auf einer 10-ml-Einmalspritze, in das Gefäß eingestochen werden. Erfolgt anschließend eine langsame Blutentnahme, lassen sich ohne Schwierigkeiten 30–40 ml entnehmen. Durch Druck auf die Entnahmestelle für einige Minuten ist die Blutung leicht zu stillen. Murdock und Lewis berichteten, daß sie mehrere 30-ml-Proben in 14tägigen Intervallen entnommen haben, ohne daß man bei der Ente irgendwelche Anzeichen von Schwäche feststellen konnte.

Bei dem Versuch, einen Wellensittich selbst zu halten oder halten zu lassen, stellte ich fest, daß die Person, die die Proben gewinnt, auch den Vogel halten sollte. Abwehrbewegungen des Vogels können dadurch ausgeglichen und notwendig werdende Haltungsänderungen besser durchgeführt werden. Der Vogel liegt dabei mit dem Rücken auf der Handfläche und sein Kopf wird zwischen Daumen und Zeigefinger fixiert. Benutzt man zum Halten des Vogels die linke Hand, wird das linke Bein zwischen den Ring- und Mittelfinger geklemmt. Der kleine Finger fixiert den Schwanz auf der Handfläche. Hand und Finger werden jetzt so gekrümmt, daß sie sich der Kontur des Vogelkörpers seitlich anpassen. Die Brust muß jederzeit sichtbar sein, so daß eine Kontrolle über Frequenz und Qualität der Atmung immer möglich ist.

Während der Blutentnahme sollten alle benötigten Laborgeräte so günstig placiert sein, daß der Operateur mit der einen Hand den Vogel halten und mit der anderen die Blutentnahme durchführen kann. Für den Fall, daß zu viel Blut in eine Pipette aufgezogen wurde, sollte man sicherheitshalber jeweils zwei Erythrozytenmischpipetten mit Mundstück bereitlegen. Die Blutentnahme nach Abschneiden einer Kralle muß schnell vonstatten gehen, da das Blut in kurzer Zeit gerinnt. Blut aus der Vena jugularis gerinnt langsamer.

Die längere vordere Kralle (zweite Zehe) erwies sich als am besten geeignet. Mit einem Fingernagelklipper wurde die Kralle etwa auf der Hälfte des sichtbaren Gefäßes gekürzt. Man schneidet die Krallen dabei in Querrichtung, um eine Gefäßdilatation zu erreichen. Wird der Nagelklipper hochkant angesetzt, kommt es zu einer Kompression des Gefäßes[68]. Der Zeh selbst sollte nicht mit den Fingern gehalten werden, da die Blutzufuhr zur Kralle durch den Druck beträchtlich vermindert würde. Das Bein darf nicht so fest fixiert werden, daß dadurch eine Beeinträchtigung der Blutzufuhr in den distalen Bereich entsteht. Durch starken Druck auf den Zeh mittels Daumen und Zeigefinger und durch Ätzen der Anschnittfläche mit einem Silbernitratstift läßt sich schnell eine Blutstillung erreichen. Es ist anzuraten, vor dem Verätzen alle Blutreste gründlich zu entfernen. Müssen nach mehreren Wochen weitere Blutproben entnommen werden, sollte man eine andere Kralle benutzen, da die geschnittene Kralle nicht mehr genügend durchblutet wird.

Hämoglobin-Bestimmung

Die Hämoglobinwerte bestimmt man nach der Methode von *Denington* und *Lucas*[22], die auch im „Atlas of Avian Hemotology" von *Lucas* und *Jamroz*[43] zitiert wird. Die Blutprobe (0,02 ml) wird direkt aus einer abgeschnittenen Kralle in eine Sahli-Hb-Pipette aufgenommen und in 10 ml einer 0,4%igen konzentrierten Ammoniumhydroxidlösung mit destilliertem Wasser gemischt. Nach einer Stunde gibt man 0,36 ml konzentrierte Salzsäure hinzu und kippt das Röhrchen mehrere Male. Durch Hinzufügen der Säure kann die Lösung von einer Trübung, die interessanterweise nicht bei Untersuchungen von Säugetierblut entsteht, befreit werden. Nach weiteren 15 Minuten wird die Dichte bei einer Wellenlänge von 410 μ abgelesen. Der Hämoglobinwert (g/dl) läßt sich durch den Vergleich mit einer speziellen graphischen Darstellung festlegen. Diese graphische Darstellung wurde unter Verwendung einer unverdünnten Probe und einer jeweils 50 und 20%igen Verdünnung von Humanblut, dessen Hämoglobingehalt bekanntlich 15,4 g/dl beträgt, erstellt.

Gallagher arbeitete mit der labordiagnostisch anerkannten Zyanhämoglobinmethode und klärte die Lösungen durch Zentrifugieren. Trotz der Anwendung verschiedener Methoden, decken sich eigene Untersuchungsergebnisse mit denen Gallaghers. Die für Wellensittiche festgestellten Hämoglobinwerte bzw. ihre Schwankungsbreiten sind nicht größer als die, die von *Schalm*[62] für Hunde und Katzen angegeben werden. Signifikante Unterschiede der Hämoglobinwerte in Abhängigkeit von Alter, Geschlecht, Farbe oder Körpergewicht ließen sich nicht feststellen. *Gallagher*s Untersuchungsergebnisse zeigen jedoch, daß die Hb-Werte bei Jungvögeln im Alter bis zu vier Wochen niedriger sind (Tabelle 2.1). Sperlinge und Möwen, die jünger als 30 Tage sind, haben ebenfalls niedrigere Hb-Werte als ältere Vögel (Tab. 2.2). In Tabelle 2.3 werden Hämoglobinwerte für verschiedene Vogelarten dargestellt.

Hämatokrit-Bestimmung

Das Blut wird direkt aus der abgeschnittenen Kralle in heparinisierte Kapillarröhrchen aufgenommen. Man zentrifugiert anschließend drei Minuten lang mit einer Mikrohämatokritzentrifuge. Mit dem „t-Test"[41] konnte abgesichert werden, daß die Ergebnisse des Mikrohämatokrits (Säulenhöhe 1,0–2,0 cm) mit denen anderer Methoden (Säulenhöhe 2,1–5,8 cm) vergleichbar sind. Auch *Gallagher* benutzte eine Mikrohämatokritmethode. Nach Ablesen des Hämatokritwertes kann das Plasma aus dem Kapillarröhrchen mit einer Mikropipette abgezogen und für blutchemische Untersuchungen weiter verwendet werden.

Unterschiedliche Hämatokritwerte in bezug auf Alter, Geschlecht, Farbe oder Körpergewicht sind nicht aufgefallen. *Gallagher*s Ergebnisse zeigen aber, daß Hämatokritwerte der bis zu vier Wochen alten Jungvögel niedriger sind (Tab. 2.4). Hämatokritwerte weiterer Vogelarten werden in Tabelle 2.3 dargestellt.

Bierer u. Mitarb.[8] stellten fest, daß bei acht Sittichen mit Psittakose der durchschnittliche Hämatokrit 41% bei einer Schwankung von 35–45% betrug. Gemäß den Untersuchungsergebnissen von *Gallagher* und eigenen Messungen liegen diese Werte deutlich unter der Norm.

Erythrozyten-Zählung

Zur Zählung der roten Blutkörperchen nimmt man Blut direkt in eine Erythrozytenmischpipette auf, die vorher mit Heparinlösung (10 mg Natriumheparin/ml) gespült wurde. Nach Füllung der Pipette bis zur 0,5-ml-Markierung, fügt man eine Verdünnungslösung (z.B. nach *Natt* und *Herrick*) bis zur 101-Markierung hinzu.

Verdünnungsflüssigkeit nach *Natt* und *Herrick:*

NaCl	3,88 g
Na_2SO_4	2,50 g
$Na_2HPO_4 \cdot 12H_2O$	2,91 g
KH_2PO_4	0,25 g
Formalin (37%)	7,50 g
Methylviolett 2b	0,10 g

In destilliertem Wasser auflösen und bis zu einer Gesamtmenge von 1.000 ml in einem Glaskolben verdünnen. Anschließend filtrieren.

Tabelle 2.1 Hämoglobinwerte für Wellensittiche

	Leonard		*Gallagher*[29]		
	Alter der Vögel in Wochen		Alter der Vögel in Wochen		
Hämoglobin (g/dl)	8,28	48	3	13–26	52
Mittel	15,2	15,5	12,8	17,0	16,7
S.D.*	1,1	0,83	1,3	1,0	0,9
Mittel ± 3 S.D.	11,9–18,5	13,0–18,0	8,9–16,7	14,0–20,0	14,0–19,4
N	37	16	20	11	20

* S.D. = Standard deviation (Standardabweichung)
Mittel ± 3 S.D. = Bereich, in dem 99% der ermittelten Werte auftreten sollten
N = Anzahl der untersuchten Vögel

Tabelle 2.2 Hämoglobinwerte und Erythrozytenzahlen von jungen Feldsperlingen und Lachmöwen, Verlauf vom Schlupf bis zum 30. Lebenstag.[35]

Vogel	Hämoglobin (g/dl)	Erythrozyten (Mio./mm^3)
Feldsperling (Passer montanus)		
Alter in Tagen		
1– 5	4,0	1,028
10–15	6,8	1,645
16–20	7,7	2,177
21–30	11,4	2,425
Lachmöwe (Larus ridibundus)		
Alter in Tagen		
1		0,850
5–14	7,0	1,515
20–30	10,0	2,435

Die Pipetten werden danach über 30 Sekunden vorsichtig geschüttelt, um eine gute Durchmischung zu erreichen. In der Zählkammer wird die Anzahl der Erythrozyten in fünf Kleinquadraten des zentralen Gruppenquadrates festgestellt, so wie es auch bei Untersuchungen von Säugetierblut üblich ist.

Gallagher verwendete zwar ein anderes Blutverdünnungsmittel, benutzte beim Zählen der Zellen aber den gleichen Bereich wie in eigenen Untersuchungen, nur mit einer Verdünnung von 1:20. Eigene Auswertungen ergaben, daß sich in Verdünnungen von weniger als 1:200 zu viele Zellen überlagern, so daß dieser Bereich nicht genau ausgezählt werden kann.

Schlumberger[63] verwendete beim Zählen der Erythrozyten und Leukozyten von Wellensittichen eine Verdünnungsflüssigkeit von *Darcel.*

Verdünnungsflüssigkeit nach *Gallagher:*

Natriumcitrat	3 g
Formalin	40%
Neues Methylenblau	0,01 g
Destilliertes Wasser	100 ml

Verdünnungsflüssigkeit nach *Darcel:*

Lösung 1:	Natriumchlorid	0,66 g
	Natriumcitrat	1,11 g
	Neutralformalin	5 ml
	Destilliertes Wasser	95 ml

Lösung 2: Giemsa Lösung (B.D.H.) Hinzufügen von 1 ml auf 9 ml der Lösung 1. Vor Gebrauch filtrieren.

Obwohl unterschiedliche Methoden angewandt wurden, stimmen die eigenen Ergebnisse mit denen *Gallaghers* überein. Die Schwankungsbreite, die für die Gesamterythrozytenzahl festgesetzt werden konnte, ist nicht größer als die, die von *Schalm*[62] für Hund und Katze angegeben wird.

Schlumberger und *Henschke*[64] fanden in Blutproben von 20 Wellensittichen als Gesamterythrozytenzahl 2,95–4,80 Mill./mm^3. Diese Zahlen sind niedriger als die, die *Gallaghers* und eigene Werte als Untersuchungsergebnisse ergaben.

Deutliche Unterschiede der Erythrozytenzahlen, die auf Alter, Geschlecht, Farbe oder Körpergewicht zurückzuführen wären, ergaben sich nicht. Gallaghers Ergebnisse zeigen, daß bis zu vier Wochen alte Vögel eine geringere Erythrozytenzahl haben (Tab. 2.5). Wie in Tabelle 2.2 dargestellt, ist die Erythrozytenzahl bei jungen Sperlingen und Möwen niedriger als bei entsprechend älteren Vögeln. Die Erythrozytenzahlen verschiedener anderer Vogelarten werden in Tabelle 2.3 aufgezeigt.

Retikulozyten-Zählung

Gallagher verdünnte 1%iges Brilliantkresylblau in 0,85%igem Natriumchlorid (1:4) mit Blut. Nachdem diese Mischung leicht geschüttelt wurde und 10

Tabelle 2.3 Hämoglobinwerte, Hämatokritwerte und Erythrozytenzahlen verschiedener Vogelarten

Vogel	Anzahl	Alter	Geschlecht	Hämoglobin (g/dl)	Hämoglobin (Sahli°)	Hämatokrit (%)	Erythrozyten (Mio./mm³)	Autor
Amsel (Turdus merula)							6,47 3,53 6,4	59 70 24
Rotdrossel (Agelaius phoeniceus)		A		ca. 12,5		ca. 40	ca. 4,0	57
Wildgans (Anser anser)				14,7				25
Wellensittich (Melopsittacus undulatus)					103,5		4,86	72
Braunohr-Bülbül (Ixos [Microscelis] amaurotis amaurotis)					97,5		4,38	72
Wiesenammer (Emberiza cioides ciopsis)					92,5		4,41	72
Schakalbussard (Buteo rufofuscus)	3 1	 A		18,4 21,6		30,8 39	1,74	17 18
Mäusebussard (Buteo buteo)	11				67–85		1,77–3,09	11
Wespenbussard (Pernis apivoris)	1				76		1,97	11
Kehlstreifenbussard (Kaupifalco monogrammicus)	1 1	 A		24,8 14,1–21,2		44,7 27–40	2,69	17 18
Kanarienvogel (Serinus canarius)				7,08–12,04	 80,5		3,5–5,7 4,5–5,0 4,06	73 5 72
Karakara (Polyborus plancus)	2					48,8	3,0, 3,2	26
Katzendrossel (Dumentella carolinensis)	1	A				42,6		6
Kardinal (Richmondena cardinalis)	4			15,7–17,9			5,12 (4,49–5,61)	52
Buchfink (Fringella coelebs)							3,66	59
Schwarzkappenmeise (Parus atricapillus)	10	A	MW			48,1 (40–56) 50,2 (45–52)	5,62	6
Braunkappenmeise (Parus hudsonicus)	4	A	MW			47,3 (42–53)		6
Huhn, Weißes Leghorn			M W	13,5 9,7		40,0 30,8	3,78 3,0	43
Haushuhn (Gallus gallus domesticus)					74		3,62	72
Seidenhuhn (Gallus gallus domesticus)					82		3,51	72
Dohle (Pyrrhocorax graculus)							5,9	59
Nymphensittich (Nymphicus hollandicus)					110		3,23	15
Nacktaugen-Kakadu (Kakatoe sanguinea)					100		2,18	15
Großer Gelbhaubenkakadu (Kakatoe galerita)					117		2,47	15
Inkakakadu (Kakatoe leadbeateri)					100,5		2,04	15
Rosakakadu (Kakatoe roseicapilla)					106		2,79	15

Tabelle 2.3 (Fortsetzung)

Vogel	Anzahl	Alter	Geschlecht	Hämoglobin (g/dl)	Hämoglobin (Sahli°)	Hämatokrit (%)	Erythrozyten (Mio./mm³)	Autor
Weißhaubenkakadu (Kakatoe alba)					92		2,54	15
Andenkondor (Vultur gryphus)					103		2,38	11
Grünflügelsittich (Aratinga leucophthalmus)					116		2,50	15
Jendaya-Sittich (Aratinga jendaya)					112		3,22	15
Mauge-Sittich (Aratinga chloroptera)					98		2,73	15
Nanday-Sittich (Nendayus nanday)					92		2,85	15
Bleßhuhn (Fulica)	2			17,0		46		9
Kormoran (Phalacrocorax carbo)	7	über 8 Jahre	M	13,8		43,5	2,91	4
	6	über 8 Jahre	W	15,3		47,3	3,12	
Nordamerik. Kuhstärling (Molothrus ater)	3						6,06	52
Jungfernkranich (Anthropoides virgo)	7		MF	9,9		49,0	3,28	16
Rabenkrähe (Corvus corone)							2,49 2,49	54 59
Nebelkrähe (Corvus cornix)							3,35	59
Taube			M W	14,6 13,9			3,05 2,98	56
Turteltaube (Streptopelia orientalis)					91,5		4,08	72
Augenbraunenente (Anas superciliosa)							2,80 2,80	70 52
Büffelkopfente (Bucephala albeola)	2 1		M W			54,7 53,9	2,69 2,60	38
Riesentafelente (Aythya valisineria)	26 28		M W			51,4 53,1	2,56 2,56	38
Stock- und Schwarzente (Anas platyrhynchos)	7	A		18,0		43	3,6	9
Rotkopfente und Tafelente (Aythya americana und A. valisineria)	6	A		18,0		37	3,2	9
Hausente (Anas platyrhynchos domestica)					82,5		3,21	72
Krickente (Nettion crecca)							3,14	70
Veilchenente (Aythya affinis)	21 9		M W			56,5 58,0	2,40 2,52	38
Stockente (Anas platyrhynchos)				12,9–18,2			3,06 (2,51–3,67)	44
Entenmischlinge		4–7 Wochen 1½–4 Wochen		10,5 (7–15,5) 13,6 (7,5–16,5)			2,17 (1,26–2,72) 3,08 (2,23–3,75)	32
Mandarinente (Aix galericulata)					83		3,33	72

Tabelle 2.3 (Fortsetzung)

Vogel	Anzahl	Alter	Geschlecht	Hämoglobin (g/dl)	Hämoglobin (Sahli°)	Hämatokrit (%)	Erythrozyten (Mio./mm³)	Autor
Halsringente (Aythya collaris)	2		M			49,1	2,57	38
	1		W			49.1	2,36	
Stockente (Fuligula marila)							2,68	70
Fleckschnabelente (Anas poeicilorhyncho zonorhyncha)					73,5		3,21	72
Pekingente (Anas platyrchynchos dom.)		3 Monate bis 1 Jahr					2,52 (1,84–3,32)	32
Schreiseeadler (Haliaeetus vocifer)	2			22,3		41,5	2,04	17
Habichtsadler (Hieraaetus fasciatus spilogaster)	1			21,9		40,1	2,31	17
Weißkopfseeadler (Haliaeetus leucocephalus)	1	A				35,0	2,28	66
	1	I				29,5	2,16	
	1					50,0	3,0	26
Indischer Schlangenhabicht (Spilornis cheela)	1					47,5	2,6	26
Steinadler (Aquila chrysaetos)	1					36,0	1,8	26
	1				74		2,56	11
Seeadler (Haliaetus albicilla)	1				94		2,44	11
Kaiseradler (Aquila heliaca)	1				87		2,44	11
Schopfadler (Lophaetus occipitalis)	1			13,2		41	4,02	17
Prachthaubenadler (Spizaetus ornatus)	1					40,0	1,8	26
Steppenadler (Aquilia rapax orientalis)	1			17,8		35	2,12	17
Raubadler (Aquilia rapax)	1				76		2,20	11
	1	A		13,8–20,8		35–40		18
Raubadler (Aquilia rapax belisarius)	1			16,4		42,3	2,21	17
Silberadler (Aquilia wahlbergi)	2			16,9		32,5	1,53	17
Weißbauchseeadler (Haliaeetus leucogaster)	1					55,0	3,2	26
Schwarzkappenwaldfalk (Micrastur semitorquatus)	1					35,5	2,4	26
Lannerfalke (Falco biarmicus)	1			20,1		47	2,78	17
	1	A		12,3		42, 47		18
Wanderfalke (Falco peregrinus)							2,55	54
Purpurfink (Carpodacus purpureus)	6	A	M			59,4 (51–71)	4,01 (2*)	6
	9	A				54,0 (48–63)	5,45 (2*)	
Grasfink (Poephila castanotis)	2	I				51,9		
					103		5,38	72
Andenspecht (Colaptes rupicola anna)	2	ältere Nestlinge				41,0, 37,0		10
Goldspecht (Colaptes auratus)	1	A	W			42,6		6
Gelbauch-Wandertyrann (Empidonax flaviventris)	5	A	MW			51,7 (47–55)		6

Tabelle 2.3 (Fortsetzung)

Vogel	Anzahl	Alter	Geschlecht	Hämoglobin (g/dl)	Hämoglobin (Sahli°)	Hämatokrit (%)	Erythrozyten (Mio./mm³)	Autor
Wandertyrann (Empidonax spp.)	21	AI	MW			49 (30–59)	6,62 (1*)	6
Baßtölpel (Sula bassana)	2	über 6 Jahre		14,0		41	2,64	4
Gans				14,9				25
Schneegans (Chen caerulescens)				12,7 (11,9–13,4)		44,7 (43,1–46,2)	2,8 (2,6–3,0)	1
Hühnerhabicht (Accipiter gentilis)	4					42,0–45,0	2,58–3,05	66
Afrikanischer Habicht (Accipiter tachiro)	1	sub-adult		21,6, 20,1		33, 37		18
Gabarhabicht (Melierax gaber)	2			16,4		32,8	1,72	17
Singhabicht (Melierax canorus)	1			16,4		32	1,59	17
Bootschwanz (Quiscalus q. aeneus)	1			16,5			5,41	52
Purpur-Bootschwanz (Quiscalus quiscula)	4	A	M			49,9 (46–53,5)	3,77 (1*)	6
	6	A	W			46,5 (41,4–52)	4,81 (2*)	
Abend-Kernbeißer (Hesperiphona vespertina)	10	A	M			54,9 (44–64)	5,03 (4,3–5,6) (6*)	6
Rosenbrustknacker (Pheucticus ludovicianus)	2	A	M			53,3		6
	1	A	W			43		
Schottisches Moorhuhn (Bonasa umbellus)	2	A	M			37,4		6
Helm-Perlhuhn (Numida meleagris)	6	12 Wochen	M	12,2		34,4	1,64	27
	6	12 Wochen	W	12,5		37,4	1,97	
	4	1 Jahr	M	15,6		43,5	3,07	
	6	1 Jahr	W	13,4		36,7	1,96	
Helm-Perlhuhn (Numida meleagris)	10	2–3 Jahre	M	14,9		43,0	2,82	3
Hauben-Perlhuhn (Numida galeata)					75,5		3,32	72
Schaku-Huhn (Penelope waglierii)	4	2–3 Jahre		13,1		39,7	2,68	3
Lachmöwe (Larus ridibundus)		1 Tag					0,85	35
		5–14 Tage		7,0			1,52	
		20–30 Tage		10,0			2,44	
	12	3 Jahre		15,9		43,9	3,16	4
Sturmmöwe (Larus canus)	25				92,1		2,55	14
Silbermöwe (Larus argentatus)	12	3 Jahre		15,9		43,2	2,92	4
	18				90,3		2,14	14
	10	I				33,9 (28–36)		6
Azteken-Möwe (Larus atricilla)	35				86,5		2,67	14
Rohrweihe (Circus aeruginosus)	3				65–84		2,09–5,38	11
Höhlenweihe (Polyboroides typus)	1	A	M	22,7, 23,1		38, 47		18
	1	A	W	25,3–25,7		40, 46		
	2			24,2		46,7	2,29	17
Rotschwanzbussard (Buteo jamaicensis)	6	I				33,5–43,5		66
	2					40,5, 41,5		
	3	I		12,6		43	3,2	9

Tabelle 2.3 (Fortsetzung)

Vogel	Anzahl	Alter	Geschlecht	Hämoglobin (g/dl)	Hämoglobin (Sahli°)	Hämatokrit (%)	Erythrozyten (Mio./mm³)	Autor
Rauhfuß-Bussard (Buteo lagopus)	2	I				45,0, 48,0	2,58, 2,72	66
Frosch-Habicht (Heterospizias meridionalis)	1					52,5	3,0	26
Dunkler Habichtsadler (Hieraaetus fasciatus spilogaster	1	sub-adult		22,3 23,8		40, 45		18
Graureiher (Ardea cinerea)							2,48	54
Estella-Kolibri (Oreotrochilus estella estella)	5 9		M W			54,7 55,1		10
Topasrubin-Kolibri (Chrysolampis mosquitus)							6,69	24
Dohle (Corvus monedula)							4,5	24
Dohle (Corvus monedula spermologus)							4,5	59
Blauhäher (Cyanocitta cristata)	4	A	MW			47,1 (46–48,5)	4,51 (2*)	6
Kanadischer Unglücks-Häher (Perisoreus canadensis)	9 6	A I	MW			46,6 (44–53) 46,9 (44–47,2)	4,66 (2*) 4,88 (1*)	6
Winter-Ammer (Junco hyemalis)	18 6 1	 A I	 MW	14,5–16,9		 47,0 (44–52) 42,6	5,57 (4,49–7,65) 6,2	52 6 24
Turmfalke (Falco tinnunculus)	5			17,3*	72–85	45,9*	1,92–3,11	11, 3a*
Eisvogel (Megaceryle alcyon)	1	A	W			54,8		6
Goldhähnchen (Regulus satrapa)	1	A	M			41,8		6
Schwarzer Milan (Milvus migrans parasitus)	6			20,3			1,93	17
Schwarzer Milan (Milvus migrans)	1 1 5	sub-adult 2 Wochen		20,8, 23,8 15,3	 74–91	39, 45 32	 1,86–3,19	18 11
Schwarzflügel-Gleitaar (Elanus caeruleus)	1			19,6		48,5	2,00	17
Roter Milan (Milvus milvus)	1				84		2,50	11
Seetaucher (Gavia stellata)		A		20,7		54	3,1	9
Erdbeerköpfchen (Agapornis lilianae)					91		3,97	72
Gelbbrust-Ara (Ara ararauna)	12			14,1	100	45,5	2,45 3,26	15 4a
Japan-Elster (Pica pica japonica)					87		3,80	72
Spitzschwanz-Bronzemännchen (Urolonchura [Lonchura] striata)					101,5		4,65	72
Trottel-Lumme (Uria aalge californica)				15,1		50		40
Kappen-Kleiber (Sitta canadensis)	1	A				46,9		6
Fischadler (Pandion haliaetus carolinensis)	1	A				40,0	2,37	66

Tabelle 2.3 (Fortsetzung)

Vogel	Anzahl	Alter	Geschlecht	Hämoglobin (g/dl)	Hämoglobin (Sahli°)	Hämatokrit (%)	Erythrozyten (Mio./mm^3)	Autor
Rothals-Strauß							1,62	54
(Struthio camelus)				14,6–17,2			1,65–2,27	23
Pieperwaldsänger	13	A	MW			47,2 (43–51)		6
(Seiurus aurocapillus)	7	I				42,4 (36–55)	4,6 (1*)	
Afrika-Waldkauz (Ciccaba woodfordi)	1					31	1,75	17
Schleier-Eule (Tyto alba)	1	A		17,5		24, 44		18
	3	4–5 Wochen		11,5–19,7		35–46		
	11			18,7		43,7	2,16	17
	13			11,7			2,23	12
	10					43,0–50,0	2,8–3,4	26
Streifenkauz (Strix varia)	4					36,0–43,0	2,2–3,2	26
Uhu (Bubo bubo)	12			10,8			1,69	12
Amerikanischer Uhu (Bubo virginianus)	1	A		7,7		32	2,2	9
Steinkauz (Athene noctua)	2			11,5			2,27	12
Waldohreule (Asio otus)	4			11,4			2,21	12
Malayen-Fischuhu (Ketupa ketupu)	1					47,5	2,6	26
Brauner Waldkauz (Strix leptogrammica)	2					36,0, 39,0	1,8, 2,4	26
Kreischeule (Otus asio)	4					45,0–52,0	4,0–4,4 (2*)	26
Sumpfohreule	1			14,9			2,72	12
(Asio flammeus)	1					42,0	3,0	26
Schnee-Eule (Nyctea scandiaca)	2					36,5, 40,0	2,6, 3,0	26
Flecken-Uhu	1	A		20,8, 22,3		38, 43		18
(Bubo africanus)	1			20,4		40,5	1,85	17
Streifeneule (Rhinoptynx clamator)	1					47,0	2,6	26
Blaßuhu (Bubo lacteus)	1			17,9		36	1,26	17
Waldkauz (Strix aluco)	23			11,0			2,17	12
Kleiner Alexandersittich (Psittacula krameri)					101		2,84	15
Pennant-Sittich (Platycercus elegans)					138		3,73	15
Pflaumenkopf-Sittich (Psittacula cyanocephala)					89		3,77	15
Prachtrosella (Platycercus eximius)					104		3,44	15
Singsittich (Psephotus haematonotus)					113		3,78	15
Rebhuhn (Perdix perdix)		1 Woche		7,4		27,7	1,8	55
		4 Wochen		8,3		34,0	2,3	
		12 Wochen		10,0		34,0	2,9	
		A		11,8			3,3	
							2,94, 2,44	59
Steinhuhn (Alectoris graeca)	9	2–3 Jahre	M	11,1		37,2	2,62	3
Graupapagei (Psittacus erithacus)					98		2,58	15
Rotbugamazone (Amazona aestiva)					108		2,63	15

Tabelle 2.3 (Fortsetzung)

Vogel	Anzahl	Alter	Geschlecht	Hämoglobin (g/dl)	Hämoglobin (Sahli°)	Hämatokrit (%)	Erythrozyten (Mio./mm³)	Autor
Rotstirnamazone (Amazona bodini)					100		1,84	15
Blaubartamazone (Amazona festiva)					105		2,55	15
Blaukappenamazone (Amazona finschi)					109		2,53	15
Panamaamazone (Amazona panamensis)					95		2,28	15
Mohrenkopfpapagei (Poicephalus senegalus)					91		2,73	15
Blaumaskenamazone (Amazona versicolor)					94		2,66	15
Taubenhalsamazone (Amazona vinacea)					86		2,53	15
Doppelgelbkopfamazone (Amazona ochrocephala)					84		2,73	15
Pfau (Paco cristatus)				12,0				25
			M				2,69	59
			W				2,09, 2,39	
							2,7	24
	10	2–3 Jahre		12,0		36,9	2,07	3
Pelikan	28				88,9		2,42	13
Brauner Pelikan (Pelecanus occidentalis occidentalis)	3	über 8 Jahre		13,0		39,3	2,84	4
Brauner Pelikan (Plecanus occidentalis thagus)	3	über 8 Jahre		15,3		44,5	2,49	4
Adeliepinguin	2		M	16,3		45,8		40
(Pygoscelis adeliae)	1		W	16,4		47,5		
Kaiserpinguin	2			20,3			2,2	65
(Aptenoides forsteri)	2		M	16,9		47		40
Humboldtpinguin (Spheniscus humboldti)	5			18,2			2,97	65
Brillenpinguin						40–44		28
(Spheniscus demersus)	3			18,2			2,23	65
Königspinguin (Aptenoides patagonicus)	2			19,2			2,21	65
Felsenpinguin (Eudyptes crestatus)	3			17,5			2,91	65
Piwih (Comtopus virens)	2	I				46,5	5,70 (1*)	6
Ringfasan	4		M	12,1		33		9
(Phasianus colchicus)	2		W	12,8		34		
				13,7				25
	12	2–3 Jahre	M	18,9		41,5	3,26	3
		1 Woche		8,0		28	2,2	55
		4 Wochen		9,8		37	2,7	
		12 Wochen		10,6		35	3,3	
		A		11,2		42	3,6	
							4,8	24
							3,4	59
Goldfasan (Chrysolophus pictus)							4,23	59
Felsentaube	9	3 Jahre		16,5		50,2	3,74	4
(Columba livia)	6			19,4		52		9
							3,8	61
			M	15,9			3,23	56
			W	14,7			3,09	
							2,28–4,48	21

Tabelle 2.3 (Fortsetzung)

Vogel	Anzahl	Alter	Geschlecht	Hämoglobin (g/dl)	Hämoglobin (Sahli°)	Hämatokrit (%)	Erythrozyten (Mio./mm^3)	Autor
Haustaube, Rassetaube (Columba lilianae domestica)							2,84–3,9	37
					99,5		3,98	72
Tafelente (Aythia ferina)	4	3–6 Jahre		14,6		43,7	3,25	4
Virginia-Wachtel (Colinus virginianus)	3						3,53 (3,08–3,81)	52
Japanische Wachtel (Coturnix japonica)	5	15 Tage	M	10,4 (8,8–12,9)		38 (32–38)	3,4 (2,8–3,6)	2
	5	15 Tage	W	10,8 (9,8–11,6)		38 (34–40)	3,6 (3,2–3,8)	
	6	36 Tage	M	14,3 (12,6–16,8)		46 (35–51)	4,8 (4,0–5,8)	
	6	36 Tage	W	12,9 (11,2–19,6)		43 (39–50)	4,4 (4,2–4,6)	
	4	50 tage	M	15,3 (14,6–16,8)		42 (39–46)	5,4 (4,6–6,6)	
	7	50 Tage	W	12,3 (11,6–13,6)		37 (33–41)	4,1 (4,2–5,1)	
	30	2 Wochen		11,6		41,1	2,86	53
	25	10 Wochen	M	15,8		53,1	4,14	
	30	10 Wochen	W (nicht legend)	14,6		48,7	3,86	
	19	18–20 Wochen	W (legend)	14,3		46,9	3,81	
					96		4,18	72
Kolkrabe (Corvus corax)	6	über 8 Jahre		16,1		40,7	3,19	4
							3,93	70
							4,39	59
Schnäpper-Waldsänger (Setophaga ruticilla)	4	I				41,1 (34–45)		6
Wanderdrossel (Turdus migratorius)	2	A	M			45,6		6
	3	A	W			45,4 (40–47)	4,35	
	3	I				37,3 (35–40,1)	4,08	
Saatkrähe (Corvus frugilegus)							2,88	59
Specht (Sphyrapicus varius)	3	A	M			48,5 (46–49)	3,95 (1*)	6
Sekretär (Sagittarius serpenterius)	2			22,3		37,5 (36–39)	1,51	17
Erlenzeisig (Spinus pinus)	6	A	MW			48,7 (40–56)	6,24	6
Feldlerche (Alauda arvensis japonica)					98		5,71	72
Schwirr-Ammer (Spizella passerina)	4	A	M			54,5 (50–61)		6
	3	A	W			53,6 (51–58)		
	1						5,53	52
Feldsperling (Passer montanus)		1–5 Tage		4,0			1,03	35
		10–15 Tage		6,8			1,65	
		16–20 Tage		7,7			2,18	
		21–30 Tage		11,4			2,43	
							2,5	59
							5,2	70
							4,29	72
Haussperling (Passer domesticus)	2	A	M			50,5		6
	2	A	W			50,5		
	6						5,18 (4,23–5,77)	52
Reisfink (Padda oryzivora)					84,5		4,11	72

Tabelle 2.3 (Fortsetzung)

Vogel	Anzahl	Alter	Geschlecht	Hämoglobin (g/dl)	Hämoglobin (Sahli°)	Hämatokrit (%)	Erythrozyten (Mio./mm³)	Autor
Singammer		A				48,1		6
(Melospiza lincolnii)	2	I				40,9		
Singammer	1					(38,4–43,4)	5,23	52
(Melospiza melodia)	1	A	M			51,0		6
	3	I				44,8		
	9						4,85 (4,46–5,23)	52
Sumpfammer	2	A	M			52,2		6
(Melospiza georgiana)	2	A	W			57,6		
	2	I				49,4		
Baumammerfink (Spizella arborea)	1						5,61	52
Dachsammerfink	6	A	W			51,4 (45–57)		6
(Zonotrichia leucophrys)	4						5,21 (4,64–5,69)	52
Weißkehlammerfink	9	A	M			48,3 (40–58,6)		6
(Zonotrichia albicollis)	12	A	W			44,6 (39–55)	3,76 (1*)	
	28			13,1–13,9			5,27 (4,01–6,77)	52
Trauerhabicht (Accipiter	2			24,4		41,8	2,33	17
melanoleucus)	1	sub-adult		29,8		42,52		18
Löffler (Platalea)							3,40	54
Star (Sturnus vulgaris)	5	A	W			49,8 (48,6–52,8)	11,3 (10,6–12,1)	6
							3,2–5,8	59
Weißstorch (Ciconia alba)							2,19	54
Uferschwalbe (Riparia riparia)	9	A	MW			53,8 (48–59)		6
Rauchschwalbe (Hirundo rustica)	2	A	MW			56,1	5,35	6
Schwan					13,4			25
Höckerschwan (Cygnus olor)							2,17	70
Rotsichel-Spötter (Toxostoma rufum)	1				16,0		5,90	52
Einsiedlerdrossel (Hylocichla guttata)	1						4,81	52
Zwerg-Drossel	8	A	MW			46,1 (44–56)	4,83	6
(Hylocichla ustulata)	1	I				43,8	4,66	
Meise (Baeolophus bicolor)	3			13,3–13,6			4,37 (3,93–4,69)	52
Grundrötel (Pipilo erythrophthalmus)	1						4,20	52
Truthahn				10,7				25
Wilson-Drossel (Hylocichla fuscescens)	10	A	MW			51,8 (47–59)	5,45 (5,08–6,0) (4*)	6
Vireo-Waldsänger (Vireo philadelphicus)	1	A				55,0		6
Rotaugen-Vireo	3	A	MW			48 (44–50)	5,03	6
(Vireo olivaceus)	4	I				47,9 (46–49)		
Vireo-Waldsänger (Vireo solitarius)	1	I				45,7		6

Tabelle 2.3 (Fortsetzung)

Vogel	Anzahl	Alter	Geschlecht	Hämoglobin (g/dl)	Hämoglobin (Sahli°)	Hämatokrit (%)	Erythrozyten (Mio./mm³)	Autor
Schmutzgeier (Neophron percnopterus)	1				76		1,54	11
Gänsegeier (Gyps fulvus)	2				86–89		2,35–2,51	11
Kappengeier (Necrosyrtes monachus)	1			20,4		40,9	1,94	17
	1	A		20,1–21,6		41, 42		18
	1					42,0	2,8	26
Königsgeier (Sarcorhamphus papa)	2					40,0, 46,0	3,2, 3,8	26
Baumwaldsänger (Dendroica castanea)	2	A	M			50,0		6
		A	W			48,8 (42–53)		
Baumläuferwaldsänger (Mniotilta varia)	3	A	W			46,4 (44–50)	4,76	6
	5	I				42,1 (36–48)	5,60	
Baumwaldsänger (Dendroica striata)	2	A	W			51,4		6
Waldsänger (Horeites cantans cantans)					82,5		4,38	72
Kappenwaldsänger (Wilsonia canadensis)	7	A	M			52,1 (47–57)		6
	9	A	W			53,6 (48–64)		
	3	I				49,6 (49–50)		
Baumwaldsänger (Dendroica tigrina)	1	A	W			44,9		6
	1	I				38,9		
Baumwaldsänger (Dendroica pensylvanica)	6	A	M			55,7 (51–60)	5,4 (1*)	6
	2	A	W			50,0		
	1	I				41,7	5,54	
Magnolienwaldsänger (Dendroica magnolia)	2	A	M			49,6		6
	4	A	W			48,1 (44–53)		
	13	I				42,4 (30–52)	3,79	
Buntkopf-Sänger (Oporornis philadelphia)	1	A	M			50,8		6
Myrtensänger (Dendroica coronata)	7	A	M			51,1 (45–54)		6
	6	A	W			50,1 (48–53)		
	5	I				44,1 (39–47)		
Spitzschnabelwaldsänger (Vermivora ruficapilla)	8	A	MW			46,5 (40–56)	3,99 (1*)	6
	4	I				49,3 (46–52)		
Spitzschnabelwaldsänger (Vermivora celata)	1	A	W			49,5		6
Spitzschnabelwaldsänger (Vermivora perigrina)	1		W			50,9		6
Kappenwaldsänger (Wilsonia pusilla)	2	A	M			57,4		6
	1	I	W			44,0		
Pieperwaldsänger (Seiurus moveboracensis)	3	A				49,8 (47–53)	4,83	6
Zedernseidenschwanz (Bombycilla cedorum)	1	A				53,6		6
Ganges-Brillenvogel (Zosterops palpebrosa japonica)					83		4,31	72
Dreizehenspecht (Picoides tridactylus)	1	A	W			42,5	4,22	6
Haarspecht (Dendrocopos villosus)	2	A	M			47,0	4,03	6
	1	A	W			47,4		
Gelbkehlspecht (Geothlypsis trichas)	3	A	MW			51,1 (43–56)		6
	9	I				43,1		

A = adult, I = immatur
W = weiblich, M = männlich

* = Anzahl der Vögel, deren Werte in der Tabelle aufgeführt sind.

Tabelle 2.4 Hämatokritwerte für Wellensittiche

	Leonard		*Gallagher*[29]		
	Alter der Vögel in Wochen		Alter der Vögel in Wochen		
Hämatokrit (%)	8–28	48	3	13–26	52
Mittel	51	51	41,3	53,7	52,2
S.D.*	2,5	2,7	3,2	2,7	4,0
Mittel ± 3 S.D.	43,5–58,5	42,9–59,1	31,7–50,9	45,6–61,8	41,2–65,2
N	35	15	20	11	20

* S.D. = Standard deviation (Standardabweichung)
Mittel ± 3 S.D. = Bereich, in dem 99% der ermittelten Werte auftreten sollten
N = Anzahl der untersuchten Vögel

Tabelle 2.5 Erythrozytenzahlen für Wellensittiche

	Leonard		*Gallagher*[29]		
	Alter der Vögel in Wochen		Alter der Vögel in Wochen		
Erythrozyten (Mio./mm^3)	8–28	48	3	13–26	52
Mittel	5,66	5,48	3,15	4,49	4,50
S.D.*	0,54	0,68	0,29	0,35	0,30
Mittel ± 3 S.D.	4,04–7,28	3,44–7,52	2,28–4,03	3,44–5,54	3,60–5,40
N	35	16	20	11	20

* S.D. = Standard deviation (Standardabweichung)
Mittel ± 3 S.D. = Bereich, in dem 99% der ermittelten Werte auftreten sollten
N = Anzahl der untersuchten Vögel

Minuten abstand, wurden Blutausstriche gemacht und nach Leishman gefärbt. Der Anteil der Zellen, deren Zellkerne vollständig von retikulärem Plasma umgeben war, wurde gezählt. Tabelle 2.6 gibt die Untersuchungsergebnisse von *Gallagher* wieder.

Tabelle 2.6 Retikulozytenzahlen für Wellensittiche[29]

	Alter der Vögel in Wochen		
Retikulozyten (%)	3	13–26	52
Mittel	12,3	6,7	6,7
S.D.*	3,1	0,9	1,2
Mittel ± 3 S.D.	3,0–21,6	4,0–0,4	3,1–10,3
N	20	11	20

* S.D. = Standard deviation (Standardabweichung)
Mittel ± 3 S.D. = Bereich, in dem 99% der ermittelten Werte auftreten sollten
N = Anzahl der untersuchten Vögel

Enten, die nach Aufnahme von Schrotkugeln an einer Bleivergiftung litten, zeigten Anämie und eine basophile Granulierung der Erythrozyten. Im Blut ließen sich eine große Anzahl von Erythroblasten und Megaloblasten nachweisen. Der Anteil der Retikulozyten stieg bis zu 70% der Erythrozytenzahl[33]. Nach *Magath* und *Higgins*[44] enthält das Blut klinisch gesunder Enten 13,2 bis 35,8% Retikulozyten.

Savage und *Isa* berichteten über einen Trompeterschwan (Cygnus buccanitor)[60], der viele Erythrozyten mit unterschiedlichen Stadien granulärer Degeneration aufwies. Der Vogel hatte sich Verletzungen beim Angriff auf einen Menschen zugezogen und starb schließlich an zwei Frakturen im Bereich der Halswirbelsäule. Die Autoren nehmen an, daß nach dieser Belastung eine Reaktivierung der Erythrozyten stattfand, nachdem diese aus dem Blutkreislauf ausgeschleust wurden.

Cooper[17] wies nach, daß bei verletzten und erkrankten Greifvögeln Anämie auftritt. Ein Schakalbussard (Buteo rufofuscus) mit einer frisch versorgten Fraktur hatte einen Hämatokrit von 29% und eine Erythrozytenzahl von 1,73 Mill./mm^3, 11% der Erythrozyten waren Blasten. Acht Tage nach der Behandlung erhöhte sich der Hämatokrit auf 39% und die Anzahl der Erythrozyten auf 2,04 Mill./mm^3. Zu diesem Zeitpunkt betrug der Prozentsatz der Erythroblasten nur 2%. Diese Blutwerte zeigten eine Genesung an.

Ein Steppenadler (Aquila rapax orientalis) mit Humerusfraktur, der sich in äußerst schlechter Konstitution (ausgetrocknete und blasse Schleimhäute) befand, hatte einen Hämatokrit von 24% und eine Erythrozytenzahl von 0,68 Mill./mm^3. 40 Tage nach Flüssigkeitssubstitution und Fütterung erhöhte sich der Hämatokrit auf 48% und die Anzahl der Erythrozyten auf 2,34 Mill./mm^3. Zwei Mo-

Tabelle 2.9 Leukozytenzahl und Differentialblutbild verschiedener Vogelarten

Vogel	Gesamt-leukozyten-zahl (Tsd/mm^3)	Lympho-zyten (%)	Mono-zyten (%)	Hetero-phile (%)	Eosino-phile (%)	Basophile (%)	Thrombo-zyten (Tsd/mm^3)	Autor
Rotdrossel (Agelaius phoeniceus)	0–1 Monat 14,5–1100,0	ca. 78	ca. 4	ca. 14	ca. 2	ca. 1		57
	1–12 Monate 6,60–100,2	ca. 56	ca. 10	ca. 28	ca. 3	ca. 3		
	12–24 Monate 41,0–542,8	ca. 55	ca. 8	ca. 31	ca. 4	ca. 2		
Amsel						23,8		19
Wellensittich (Melopsittacus undulatus)	7,7	57,2	12,0	25,8	0,1	4,9	34,4	72
Braunohr-Bülbül (Ixos [Microscelis] amaurotis amaurotis)	16,9	31,5	15,2	28,9	3,7	20,7	23,0	72
Wiesenammer (Emberiza cioides ciopsis)	6,0	40,9	8,3	33,3	3,8	13,7	25,6	72
Mäusebussard (Buteo buteo)	14,0–49,0	35–65,5	0,25–3,75	20,5–39,8	5,5–19	0,25–8	3,5–44	11
Wespenbussard (Pernis apivorus)	10,5	55,3	1,25	29,8	9	4,8	14,5	11
Kanarienvogel (Serinus canarius)	10,9	53,1	8,0	21,6	2,4	14,9	37,4	72
				50,3				19
Karakara (Polyborus plancus)	24,42, 23,76							26
Huhn, Weißes Leghorn	männlich 16,6	64,0	6,4	25,8	1,4	2,4	27,7	43
	weiblich 29,4	76,1	5,7	13,3	2,5	2,4	30,8	
Haushuhn (Gallus gallus domesticus)	23,7	56,8	10,3	26,0	4,7	2,2	43,1	72
Seidenhuhn (Gallus gallus domesticus)	20,3	66,8	10,2	18,1	0,4	4,5	23,8	72
Nymphensittich (Nymphicus hollandicus)	12,2	68,3	0,4	20,0	2,79	8,5	174,5	15
Nacktaugenkakadu (Kakatoe sanguinea)	9,0	31,8	1,0	56,8	2,0	8,5	10,0	15
Großer Gelbaugenkakadu (Kakatoe galerita)	11,5	36,3	0,43	58,6	1,8	2,9	63,5	15
Inkakakadu (Kakatoe leadbeateri)	7,5	37,4	0,8	55,5	–	6,4	19,0	15
Rosakakadu (Kakatoe roseicapilla)	11,6	35,6	1,7	58,4	1,8	2,6	38,8	15
Weißhaubenkakadu (Kakatoe alba)	16,0	25,3	–	73,5	–	1,3	23,0	15
Andenkondor (Vultur gryphus)	13,5	42	1,8	42,8	11	2,5	14,0	11
Grünflügelsittich (Aratinga leucophthalmus)	14,5	39,5	0,8	55,8	2,5	1,5	40,5	15
Jendaya-Sittich (Aratinga jendaya)	10,5	53,8	1,1	40,8	1,7	2,6	9,5	15
Mauge-Sittich (Aratinga chloroptera)	23,7	48,4	0,4	47,1	2,3	1,8	52,2	15
Nanday-Sittich (Nendayus nenday)	17,0	56,8	0,8	38,1	2,4	2,0	6,5	15

Tabelle 2.9 (Fortsetzung)

Vogel	Gesamt-leukozyten-zahl (Tsd/mm³)	Lympho-zyten (%)	Mono-zyten (%)	Hetero-phile (%)	Eosino-phile (%)	Basophile (%)	Thrombo-zyten (Tsd/mm³)	Autor
Jungfernkranich (Anthropoides virgo)	6.758	39	4	57	–	0,6	35.481	16
Glanzkrähe (Corvus splendens)	–	44	2	54	–	–	–	7
Dickschnabelkrähe (Corvus macrorhynchos wagler)	16,4	23,6	–	72,9	2,0	–	–	69
Turteltaube (Streptopelia orientalis)	11,1	70,8	4,9	17,9	2,6	3,8	19,1	72
Stock- und Schwarzente (Anas platyrhynchos)	–	32	8	48	7	5	–	43
	11,5–51,2	45,5–83,0	4,0–20,8	0–9,0	8,0–40,5	0–4,0	30,7	44
Hausente (Anas platyrhchos domestica)	24,5	22,4	3,8	66,8	4,9	2,2	35,4	72
Entenmischlinge	25,3	18,5–70,0	0–5,0	17,5–85,0	–	0–6,0	–	32
Mandarinente (Aix galericulata)	13,6	56,5	5,0	35,9	0	2,6	17,1	72
Fleckschnabelente (Anas poeicilorhyncho zono-rhyncha)	10,6	30,1	7,4	51,0	5,1	6,4	28,6	72
Pekingente	–	11,0–75,0	0,5–13,5	12,5–100	–	0–5,0	–	32
Weißkopfseeadler (Haliaeetus leucocephalus)	11,33	–	–	–	–	–	–	26
Indischer Schlangenhabicht (Spilornis cheela)	22,00	–	–	–	–	–	–	26
Steinadler (Aquila chrysaetos)	27,06	–	–	–	–	–	–	26
	23,5	34	4,3	52,5	6	3,3	16,0	11
Seeadler (Haliaetus albicilla)	19,5	55	2	32,3	9,5	1,3	12,5	11
Kaiseradler (Aquila heliaca)	15,0	40,3	1,3	44	11,8	2,3	11,5	11
Prachthaubenadler (Spizaetus ornatus)	33,00	–	–	–	–	–	–	–
Raubadler (Aquila rapax)	42,5	30	0,8	57,3	10	2	17,5	11
Weißbauchseeadler (Haliaetus leucogaster)	22,00	–	–	–	–	–	–	26
Kuhreiher (Bubulcus ibis)	–	59	2	38	1	–	–	7
Schwarzkappenwaldfalk (Micrastur semitorquatus)	26,40	–	–	–	–	–	–	26
Grasfink (Poephila castanotis)	24,1	38,3	5,1	43,9	1,0	11,7	31,7	72
Kanadagans (Branta canadensis)	–	46	6	39	7	2	–	43
Helm-Perlhuhn (Numida meleagris)	15,5	36,2	8,4	43,5	7,4	4,5	43,6	72
Sturmmöwe (Larus canus)	13.955	62,39	1,07	30,31	1,19	5,05	5,9	14
Silbermöwe (Larus argentatus)	16.000	68,59	1,89	24,83	2,01	2,67	7,6	14
Azteken-Möwe (Larus atricilla)	15.433	–	–	–	–	–	12,3	14
Rohrweihe (Circus aeruginosus)	9,0–33,0	48–59,5	2,5–10,5	26,5–39,5	1,5–6,5	2,8–5,3	9,5–14,5	11

Tabelle 2.9 (Fortsetzung)

Vogel	Gesamt-leukozyten-zahl (Tsd/mm³)	Lympho-zyten (%)	Mono-zyten (%)	Hetero-phile (%)	Eosino-phile (%)	Basophile (%)	Thrombo-zyten (Tsd/mm³)	Autor
Savannen-Habicht, (Heterospizias meridionalis)	31,00	–	–	–	–	–	–	26
Dohle	–	–	–	42,3	–	13,8	–	19
Turmfalke (Falco tinnunculus)	14,5–57,0	24–57,5	0,25–3,0	11,3–33	8,75–59,3	1,5–3,8	11,5–51,5	11
Eisvogel	–	–	–	14,5	–	11,3	–	19
Schwarzer Milan (Milvus migrans)	10,0–28,0	29,5–50,5	0–2	28,8–35,3	12,8–35,5	2,3–3,5	3,0–15,5	11
Roter Milan (Milvus milvus)	12,0	48,8	0,75	19,5	28,3	2,8	10,5	11
Seetaucher	–	–	–	71,0	–	–	–	19
Erdbeerköpfchen (Agapornis lilianae)	16,9	12,1	3,4	82,4	1,0	1,1	14,9	72
Gelbbrust-Ara (Ara ararauna)	23,0	37,6	0,6	57,9	2,9	1,0	74,0	15
Japan-Elster (Pica pica japonica)	14,3	20,0	15,2	53,6	6,4	4,8	22,8	72
Spitzschwanz-Bronzemännchen (Urolonchura [Lonchura] striata)	13,2	28,9	11,5	35,5	1,9	22,2	24,2	72
Hirtenstar (Acridotheres tristis)	–	73	3	23	1	–	–	7
Rothals-Strauß (Struthio camelus)	12,3–32,3	19,2–37,0	0,5–8,5	40,5–78,5	0–19,5	1,0–10,5	2,5–20,1	23
Schleiereule (Tyto alba)	13,20–36,30 20,0	– 43,3	– –	– 36,5	– 17,5	– 2,7	– 19,0	26 12
Streifenkauz (Strix varia)	11,98–22,0	–	–	–	–	–	–	26
Uhu (Bubo bubo)	17,0	53,5	–	35,3	9,3	1,8	17,0	12
Steinkauz (Athene noctua)	17,0	57,8	–	16,8	23,8	1,8	21,0	12
Waldohreule (Asio otus)	18,0	–	–	–	–	–	17,0	12
Malayen-Fischuhu (Ketupa ketupu)	13,20	–	–	–	–	–	–	26
Brauner Waldkauz (Strix leptogrammica)	39,60	–	–	–	–	–	–	26
Kreischeule (Otus asio)	29,04, 7,26	–	–	–	–	–	–	26
Sumpfohreule (Asio flammeus)	22,0 14,3	–	–	–	–	–	13,0	12 26
Schnee-Eule (Nyctea scandiaca)	19,14	–	–	–	–	–	–	26
Streifeneule (Rhinoptynx clamator)	26,86	–	–	–	–	–	–	26
Waldkauz (Strix aluco)	19,0	62,0	–	25,4	8,6	3,9	18,0	12
Kleiner Alexandersittich (Psittacula krameri)	10,0	41,4	0,6	47,4	2,1	8,5	15,7	15
Pennant-Sittich (Platycercus elegans)	8,5	67,0	7,1	18,5	1,3	6,1	64,0	15
Pflaumenkopf-Sittich (Psittacula cyanocephala)	10,0	33,5	–	61,0	2,0	3,5	6,0	15
Prachtrosella (Platycercus eximius)	9,0	72,0	1,5	15,5	–	11,0	8,0	15

Tabelle 2.9 (Fortsetzung)

Vogel	Gesamt-leukozyten-zahl (Tsd/mm³)	Lympho-zyten (%)	Mono-zyten (%)	Hetero-phile (%)	Eosino-phile (%)	Basophile (%)	Thrombo-zyten (Tsd/mm³)	Autor
Singsittich (Psephotus haematonotus)	9,0	78,8	1,5	10,8	–	9,0	18,0	15
Graupapagei (Psittacus erithacus)	9,7	36,9	1,1	57,3	2,5	4,5	46,1	15
Rotbugamazone (Amazona aestiva)	13,6	37,7	0,6	56,4	3,2	2,2	35,5	15
Rotstirnamazone (Amazona bodini)	7,0	33,0	0,5	58,5	3,3	4,8	10,0	15
Blaubartamazone (Amazona festiva)	14,0	39,6	0,4	56,6	2,4	1,0	50,0	15
Blaukappenamazone (Amazona finschi)	8,5	42,2	2,0	51,6	2,0	2,1	25,0	15
Panamaamazone (Amazona panamensis)	7,5	42,6	1,0	50,0	4,3	2,1	46,5	15
Mohrenkopfpapagei (Poicephalus senegalus)	34,7	29,4	–	64,7	2,3	3,5	54,0	15
Blaumaskenamazone (Amazona versicolor)	8,0	50,0	–	46,3	2,5	1,5	31,0	15
Taubenhalsamazone (Amazona vinacea)	10,0	47,5	–	48,5	2,5	1,5	29,0	15
Doppelgelbkopfamazone (Amazona ochrocephala)	7,0	28,0	–	67,5	2,0	2,5	8,0	15
Pelikan	19,7	27,2	0,8	67,3	3,4	1,4	11,1	13
Kaiserpinguin (Aptenoides forsteri)	10,9	–	–	–	–	–	–	65
Humboldtpinguin (Spheniscus humboldti)	14,6	–	–	–	–	–	–	65
Brillenpinguin (Spheniscus demersus)	16,3	–	–	–	–	–	–	65
Königspinguin (Aptenoides patagonicus)	16,0	–	–	–	–	–	–	65
Felsenpinguin (Eudyptes crestatus)	13,1	–	–	–	–	–	–	65
Sturmschwalbe (Hydrobates pelagicus)	–	91–98	–	–	–	–	–	19
Ringfasan (Phasianus colchicus)	–	34	8	48	1	10	–	43
Taube	13–28,6	31,5–52,0	1–3	40–64,5	1–7	1–6	28–47,1	37
Taube (Herzblut)	7,6–16,6	–	–	–	–	–	8,0–89,0	21
Taube (Beinvenenblut)	3,6–8,6	–	–	–	–	–	8,0–84,0	21
Taube (vormittags)	13,0	43,6–79,6	3,7–10,4	11–39,2	04,–6,2	0,6–6,0	–	67
Taube (nachmittags)	18,5	32,4–74,0	1,8–10,2	16,4–55,6	0,2–6,8	0,4–9,8	–	67
Haustaube (Columba livia)	–	53	5	39	1	2	–	7
Haustaube, Rassetaube (Columba lilianae domestica)	16,5	63,0	6,2	24,4	4,8	1,6	26,5	72
Japanische Wachtel (Coturnix coturnix japonica) Männchen, 12 Lebenstage	17 (16–18)	63	1	24	1	1	–	2
Weibchen, 12 Lebenstage	20 (16–24)	64	–	33	3	–	–	
Männchen, 50 Lebenstage	24 (20–28)	46	2	50	1	1	–	
Weibchen, 50 Lebenstage	25 (22–28)	40	1	52	4	3	–	

Tabelle 2.9 (Fortsetzung)

Vogel	Gesamtleukozytenzahl (Tsd/mm³)	Lymphozyten (%)	Monozyten (%)	Heterophile (%)	Eosinophile (%)	Basophile (%)	Thrombozyten (Tsd/mm³)	Autor
2. Lebenswoche	18,4	66,4	3,4	26,9	2,9	0,4	70	53
Männchen, 10. Lebenswoche	19,7	73,6	2,7	20,8	2,5	0,4	117	
Weibchen, nicht legend, 10. Lebenswoche	21,2	74,5	2,5	19,9	2,7	0,4	113	
Weibchen, legend	23,1	71,6	2,1	21,8	4,3	0,2	132	53
18.–20. Lebenswoche	16,2	56,4	5,1	33,8	4,0	0,8	32,8	72
Feldlerche (Alauda arvensis japonica)	14,2	51,6	11,6	26,4	3,5	6,9	31,8	72
Feldsperling (Passer montanus saturatus)	8,3	18,7	3,2	60,2	0,8	17,1	12,5	72
Reisfink (Padda oryzivora)	20,6	48,1	12,8	31,9	1,7	5,5	23,5	72
Schmutzgeier (Neophron percnopterus)	29,5	37,5	4,8	43,8	5,5	8,5	8,5	11
Gänsegeier (Gyps fulvus)	22,0–41,0	20–22,3	0,8–2	61–61,8	10,3–11,8	5–5,3	9,5–12,5	11
Kappengeier (Necrosyrtes monachus)	22,44	–	–	–	–	–	–	26
Königsgeier (Sarcorhamphus papa)	37,62, 46,10	–	–	–	–	–	–	26
Waldsänger (Horeites cantans cantans)	14,3	31,6	14,2	38,1	6,5	9,7	19,7	72
Ganges-Brillenvogel (Zosterops palpebrosa japonica)	11,9	43,7	8,4	28,7	7,6	11,6	23,3	72

Tabelle 2.10 Thrombozytenzahlen für Wellensittiche[15]

Thrombozyten (pro mm³)	Alter der Vögel in Wochen: 3	13–26	52
Mittel	47.100	33.800	29.450
S.D.*	21.555	8.760	7.280
Mittel ± 3 S.D.	0–111.765	7.520–60.080	7.610–51.290
N	20	11	20

* S.D. = Standard deviation (Standardabweichung)
Mittel ± 3 S.D. = Bereich, in dem 99% der ermittelten Werte auftreten sollten
N = Anzahl der untersuchten Vögel

Wellensittiche (Melopsittacus undulatus) mit Adenomen oder Karzinomen der Hypophyse zeigten einen charakteristisch deutlichen Anstieg der Albuminkomponente des Plasmaproteins. Die Ursache dieser Albuminzunahme mag auf eine vermehrte Produktion von Wachstumshormonen zurückzuführen sein, da die Injektion dieser Hormone bei gesunden Wellensittichen ebenfalls das Albumin im Plasma erhöhte[58].

Blutglukose-Bestimmung

Der Blutglukosespiegel wird aus 0,05 ml Vollblut ermittelt. Man kann dazu eine auf der *Somogyi-Nelson*-Methode basierende Mikromethode anwenden[45].

Werte, die mit Hilfe entsprechender Reagenzstreifentests festgestellt werden, stimmten mit Untersuchungsergebnissen der Mikromethode überein. Nach eigenen Untersuchungen betrug der durchschnittliche Blutglukosespiegel von zehn Wellensittichen, die 18–24 Stunden nicht gefüttert wurden, 153 mg/dl (S = 25,2). Nach *Schlumberger*[63] lagen die Blutglukosespiegel von 30 gesunden, gefütterten Wellensittichen zwischen 144 und 306 mg/dl mit einem Durchschnittswert von 210 mg/dl. Ein Fasten über 24 Stunden führte zu einem Rückgang dieses Wertes um 30–50 mg/dl. Schlumberger stellte fest, daß die Glukoseblutspiegel von Wellensittichen mit Hypophysentumor-Transplantaten höher lagen als die Normwerte für Blutglukose. Bei sechs Wellensittichen mit großen Tumor-Transplantaten lagen die Blutglukosespiegel ohne Futterentzug über 1000 mg/dl. Bei acht Vögeln mit originären

Tumoren der Hypophyse und keinen Transplantaten betrug der durchschnittliche Glukoseblutspiegel ohne Futterentzug 232 mg/dl; die Grenzwerte lagen bei 97 und 366 mg/dl. Bei drei gefütterten Wellensittichen mit großen schnellwachsenden Fibrosarkom-Transplantaten lagen die Blutglukosespiegel bei 273, 219 und 302 mg/dl.

Nach *Nelson* u. Mitarb.[51] schwankt der Glukoseblutspiegel des Amerikanischen Uhus (Bubo virginianus virginianus) zwischen 200 und 350 mg/dl. Eine Pankreatektomie hatte einen Anstieg des Blutglukosespiegels auf 1200 mg/dl zur Folge. Der Wert der Blutglukose von Enten wurde nach einer Pankreatektomie nicht wesentlich verändert[47].

Migliorini[46] wies nach, daß der Glukoseblutspiegel des Rabengeiers (Coragyps atratus) nach drei Fastentagen unverändert blieb (Tab. 2.11).

Werte zur Blutglukose anderer Vogelarten sind in Tabelle 2.11 zusammengestellt.

Harnsäure- und Harnstoff-Bestimmung

Die Feststellung des Harnsäure- und Harnstoffspiegels im Blut kann für die Diagnose einer Nierenkrankheit wertvoll sein. *Baumann*[1a] entdeckte, daß die Harnsäurewerte im Plasma bei körnerfressenden Vögeln wie Papageien und Tauben von 0,2 bis 0,4 mmol/l erreichen, während die Werte bei fleischfressenden Reptilien zwischen 0,4–0,6 mmol/l liegen. In seinen Untersuchungen an Stockerpeln während unterschiedlicher Mauserstadien stellte *Driver*[2a] fest, daß die Harnsäurespiegel im Plasma im Bereich von 4,5–10,2 mg/dl liegen.

Werte zu Blutharnsäure und -harnstoff verschiedener Vogelarten werden in Tabelle 2.11 aufgezeigt.

Tabelle 2.11 Blutglukose-, Harnsäure- und Harnstoffwerte von verschiedenen Vogelarten

Vogel	Anzahl	Untersuchungs-material	Glukose (mg/dl)	Harnsäure (mg/dl)	Harnstoff (mg/dl)	Autor
Wellensittich (Melopsittacus undulatus)		Blut	144–306	5,3–8		64
Kormoran (Phalacrocorax carbo)	7 (Männchen)	Plasma	238,2 ± 54,6		8,9 ± 2,2	4
	6 (Weibchen)		216,4 ± 36,6		9,35 ± 1,7	
Jungfernkranich (Anthropoides virgo)	7	Serum			4,0 ± 0,8	16
Stockente (Anas platyrhynchos)		Plasma	196–304	4,5–10,2		2a
	240	Vollblut	124 (75–173)			1
Baß-Tölpel (Sula bassana)	2	Plasma	216 ± 33,2		9,62 ± 0,18	4
Schakuhuhn (Penelope waglierii)	4	Plasma	290,25 ± 54,90	5,78 ± 2,09	6,25 ± 0,79	3
Helm-Perlhuhn (Numida meleagris)	10	Plasma	287,5 ± 26,64	6,70 ± 1,97	2,59 ± 0,67	3
Lachmöwe (Larus ridibundus)	12	Plasma	265,5 ± 56,5		11,54 ± 2,39	4
Silbermöwe (Larus argentatus)	12	Plasma	356,5 ± 62,4		9,94 ± 1,68	4
Amerikanischer Uhu (Bubu virginianus)	22	Vollblut	200–350			50
	20	Vollblut	213 (160–315)			1
	8	Vollblut	236 ± 10			30
	10	Vollblut	235 ± 13			
Steinhuhn (Alectoris graeca)	9	Plasma	291 ± 20,73	5,64 ± 1,48	5,38 ± 1,33	3
Pfau (Pavo cristatus)	10	Plasma	315,7 ± 42,36	3,11 ± 1,62	16,56 ± 3,12	3
Brauner Pelikan (Pelecanus occidentalis occidentalis)	3	Plasma	170,4 ± 15,5		6,5 ± 0,87	4
Brauner Pelikan (Pelecanus occidentalis thagus)	3	Plasma	174,6 ± 6,0		10,8 ± 2,2	4
Fasan (Phasianus colchicus)	12	Plasma	366,87 ± 30,90	5,03 ± 1,06	4,22 ± 0,77	3
Felsentaube (Columba livia)	9	Plasma	341,1 ± 46,6		7,36 ± 2,14	4
Tafelente (Aythia ferina)	4	Plasma	273,75 ± 45,25		3,75 ± 0,61	4
Kolkrabe (Corvus corax)	6	Plasma	360,2 ± 30,2		6,22 ± 0,9	
Rabengeier (Coragyps atratus)						45
Fastenzeiten: 0	11	Vollblut	167 ± 10			
24	11	Vollblut	163 ± 6			
48	11	Vollblut	172 ± 9			
72	12	Vollblut	176 ± 9			

Blutkalzium-Bestimmung

Im Frühstadium des alimentären, sekundären Hyperparathyroidismus der Vögel liegen die Blutspiegel für Kalzium aufgrund der steigenden Aktivität der Parathyroidea innerhalb des Normbereiches oder sind nur leicht erhöht. Der Blutspiegel der alkalischen Phosphatase ist währenddessen erhöht. Im weiteren Verlauf dieser Erkrankung liegt die Kalziumkonzentration im Serum auf äußerst niedrigem Niveau oder im unteren Bereich der Normwerte. Kurz vor den krampfartigen Anfällen sinken die Kalziumserum-Konzentrationen unterhalb des kritischen physiologischen Wertes. Eine physiologische Hyperkalzämie tritt bei Vögeln während der Legeperiode auf und muß zusammen mit anderen klinischen Untersuchungsergebnissen berücksichtigt werden[71].

In Tabelle 2.12 werden die Kalziumserum-Konzentrationen von mehreren Vogelarten dargestellt.

Tabelle 2.12 Blutkalzium-Konzentrationen verschiedener Vogelarten[71]

Vogel	Serumkalzium (mg/dl)
Huhn (Gallus gallus)	7,6–11,0
Trauertaube (Zenaidura macroura)	8,1– 9,8
Amerikanische Pfeifente (Mareca americana)	9,0–10,4
Weißkopf-Seeadler (Haliaeetus leucocephalus)	14,4
Silberreiher (Casmerodius albus egretta)	10,2–10,4
Rotschwanzbussard (Buteo jamaicensis)	8,3–10,4
Nachtreiher (Nycticorax nycticorax)	11,5
Amerikanischer Graureiher (Ardea herodias)	12,0
Gelbrust-Ara (Ara ararauna)	8,8–12,3[4a]
Schnee-Eule (Nyctea scandiaca)	8,7
Taube (Columba livia)	9,4–11,7
Virginia-Wachtel (Colinus virginianus)	14,0–15,4
Truthahn (Meleagris gallopavo)	11,1–16,1

Andere blutchemische Werte

Tabelle 2.13 zeigt die Ergebnisse biochemischer Untersuchungen, die *Conetta* u. Mitarb.[16] an sieben Jungfernkranichen (Anthropoides virgo) durchführten.

Tabelle 2.13 Klinische Blutchemie für Jungfernkraniche (Anthropoides virgo)[16]

Bestimmung	Wert
Gesamt-Bilirubin (md/dl)	0,23 ± 0,08
Direkt-Bilirubin (mg/dl)	0,15 ± 0,06
Cholesterin (mg/dl)	163 ± 40,6
Alkalische Phosphatase (m U/ml)	80,3 ± 18,2
Gesamteiweiß (g/dl)	3,1 ± 0,22
Albumin (g/dl)	1,7 ± 0,4
Globulin (g/dl)	1,4 ± 0,3
A:G Verhältnis	1,3:1 ± 0,05
SGOT (Reitman-Frankel U/ml)	210 ± 12
SGPT (Reitman-Frankel U/ml)	44 ± 5
Thymoltrübung (Maclagan U)	1,93± 1,56

Literatur

1. *Altman, P.L.*, and *Dittmer, D.S.*: *Biology Data Book*. Bethesda, Md., Federation of American Societies for Experimental Biology, 1974, pp. 1825, 1851
2. *Atwal, O.S.*, *McFarland, L.Z.*, and *Wilson, W.O.*: Hematology of coturnix from birth to maturity. Poult. Sci. 43: 1392–1401, 1964
3. *Balasch, J.*, *Palacios, L.*, *Musquera, S.*, *Palomeque, J.*, *Jiménez, M.*, and *Alemany, M.*: Comparative hematologic values of several galliformes. Poult. Sci 52: 1531–1534, 1973
4. *Balasch, J.*, *Palomeque, J. Palacios, L.*, *Musquera, S.*, and *Jiménez, M.*: Hematological values of some great flying and aquatic-diving birds. Comp. Biochem. Physiol. [A] 49: 137–145, 1974
5. *Ben-Harel, S.*: Studies of bird malaria in relation to the mechanism of relapse. Am. J. Hyg. 3: 652–685, 1923
6. *Bennett, G.F.*, and *Chisholm, A.E.*: Measurements on the blood cells of some wild birds of North America. Wildl. Dis. 38: 1–22, 1964
7. *Bhattacharyya, T.K.*, and *Sarkar, A.K.*: Avian leucocytic responses induced by stress and corticoid inhibitors. Indian J. Exp. Biol. 6: 26–28, 1968
8. *Bierer, B.W.*, *Thomas, J.B.*, *Roebuck, D.E.*, *Powell, H.S.*, and *Eleazer, T.H.*: Hematocrit and sedimentation rate values as an aid in poultry disease diagnosis. J. Am. Vet. Med. Assoc. 143: 1096–1098, 1963
9. *Bond, C.F.*, and *Gilbert, P.W.*: Comparative study of blood volume in representative aquatic and nonaquatic Birds. Am. J. Physiol. 194: 519–521, 1958
10. *Carpenter, F.L.*: Bird Hematocrits: Effects of high altitude and strength of flight. Comp. Biochem. Physiol. [A] 50: 415–417, 1975
11. *Christoph, H.-J.*, and *Borowski, G.*: Beiträge zur Hämatologie der Zootiere. IV. Das Blutbild von Greifvögeln (Accipitres) unter besonderer Berücksichtigung einiger in Deutschland noch heimischer kleinerer Arten. Kleintier-Praxis 6: 71–76, 1961
12. *Christoph, H.-J.*, and Frank, R.: Beiträge zur Hämatologie der Zootiere. IX. Das Blutbild von Eulen. Kleintier-Praxis 10: 121–126, 1965
13. Christoph, H.-J., and *Schube, G.*: Beiträge zur Hämatologie der Zootiere. VIII. Das Blutbild von Pelikanen. Kleintier-Praxis 9: 18–22, 1964
14. *Christoph, H.-J.*, and *Traue, H.*: Beiträge zur Hämatologie der Zootiere. III. Das Blutbild von Möven. Kleintier-Praxis 6: 66–70, 1961
15. Christoph, H.-J., and *Traue, H.*: Beiträge zur Hämatologie der Zootiere. V. Das Blutbild von Papageien. Kleintier-Praxis 6: 76–80, 1961
16. *Conetta, J.*, *Garner, E.*, *Dolensek, E.*, *Kobrin, H.*, and *Strebel, R.*: Hematologic and biochemical profiles in normal demoiselle cranes (*Anthropoides virgo*). Lab. Anim. Sci. 24: 105–110, 1974
17. *Cooper, J.E.*: Hematological investigations in East African birds of prey. J. Wildl. Dis. 11: 389–394, 1975
18. *Cooper, J.E.*: Some haematological data for birds of prey. Raptor Res. 6: 133–136, 1972
19. *Cullen, E.K.*: A morphological study of the blood of certain fishes and birds with special references to the leucocytes of birds. Bull. Johns Hopkins Hosp. 14: 352–356, 1903
20. *Darcel, C. Le Q.*: Counting erythrocytes and leucocytes in fowl blood. Stain Technol. 26: 57–59, 1951
21. *De Eds, F.*: Normal blood counts in pigeons, J. Lab. Clin. Med. 12: 437–438, 1927
22. *Denington, E.M.*, and *Lucas, A.M.*: Blood technics for chickens. Poult. Sci. 34: 360–368, 1955

23. *De Villiers, O.T.:* The blood of the ostrich. Onderstepoort J. Vet. Sci. 11: 419–504, 1938
24. *Dorst, J.: The Life of Birds.* New York, Columbia University Press, 1974, Vol. I, pp. 100–101
25. *Dukes, H.H.,* and *Schwarte, L.H.:* The hemoglobin content of the blood of fowls. Am. J. Physiol. 96: 89–93, 1931
26. *Elliott, RH., Smith, E.,* and *Bush, M.:* Preliminary report on hematology of birds of prey. J. Zoo Anim. Med. 5: 11–16, 1974
27. *Fallaw, S.A., Jones, J.E.,* and *Hughes, B.L.:* Hematocrit erythrocyte, and hemoglobin values for male and female guineas of various ages. Poult. Sci. 55: 814–816, 1976
28. *Fleischman, R.W., Squire, R.A., Sladen, W.J.L.,* and *Melby, E.C.:* Malaria (*Plasmodium elongatum*) in captive African penguins (*Spheniscus demersus*). J. Am. Vet. Med. Assoc. 153: 928–935, 1968
29. *Gallagher, L.:* Personal communication, 1964
30. *Grande, F.:* Effects of glucagon and insulin on plasma free fatty acids and blood sugar in owls. Proc. Soc. Exp. Biol. Med. 133: 540–543, 1970
31. *Hemm, R.,* and *Carlton, W.W.:* Review of duck hematology. Poult. Sci. 46: 956–962, 1967
32. *Hewitt, R.:* Studies on the host-parasite relationships of untreated infections with *Plasmodium lophurae* in ducks. Am. J. Hyg. 36: 6–42, 1942
33. *Johns, F.M.:* A study of punctate stippling as found in the lead poisoning of wild ducks. J. Lab. Clin. Med. 19: 514–517, 1934
34. *Jones, T.C.:* Personal communication, 1965
35. *Kalabukhov, N.,* and *Rodionov, V.:* Changes in the blood of animals according to age. Folia Haematol. (Leipz.) 52: 145–158,. 1934
36. *Kerlin, R.E.:* Venipuncture of small birds. J. Am. Vet. Med. Assoc. 144: 870–874, 1964
37. *Klineberger, C.: Die Blutmorphologie der Laboratoriumstiere,* Leipzig, Barth, 1927, as cited by Jordan, H.E., in *Handbook of Hematology.* H. Downey, ed. New York, Paul B. Hoeber, Inc., 1938, Vol. II, p. 700
38. *Kocan, R.M.:* Some physiologic blood values of wild diving ducks. J. Wildl. Dis. 8: 115–119, 1972
39. Lafeber, T.J.: Respiratory diseases. Vet. Clin. North Am. 3: 209–210, 1973
40. Lenfant, C., Kooyman, G.L., Elsner, R., and *Drabek, C.M.:* Respiratory function of blood of the adélie penguin (*Pygoscelis adeliae*). Am. J. Physiol. 216: 1598–1600, 1969
41. *Li, J.C.R.: Introduction to Statistical Inference.* Ann Arbor, Mich., Edwards Brothers, Inc., 1957
42. *Lucas, A.M.,* and *Denington, E.M.:* The statistical reliability of differential counts of chicken blood. Poult. Sci. 37: 544–549, 1958
43. *Lucas, A.M.,* and *Jamroz, C.: Atlas of Avian Hematology,* Agr. Monograph 25. Washington, D.C., U.S. Department of Agriculture, 1961, 271 pp
44. *Magath, TB.,* and *Higgins, G.M.:* The blood of the normal duck. Folia Haematol. (Leipz.) 51: 230–241, 1934
45. *Meites, S.,* and *Faulkner, W.R.: Manual of Practical Micro and General Procedures in Clinical Chemistry.* Springfield, Charles C. Thomas, 1962, pp. 153–155
46. *Migliorini, R.H., Linder, C., Moura, J.L.,* and *Veiga, J.A.S.:* Gluconeogenesis in a carnivorous bird (black vulture). Am. J. Physiol. 225: 1389–1392, 1973
47. *Mirsky, I.A., Nelson, N., Grayman, I.,* and *Korenberg, M.:* Studies on normal and depancreatized domestic ducks. Am. J. Physiol. 135: 223–229, 1941
48. *Murdock, H.R.,* and *Lewis, J.O.D.:* A simple method for obtaining blood from ducks. Proc. Soc. Exp. Biol. Med. 116: 51–52, 1964
49. *Natt, M.P.,* and *Herrick, C.A.:* A new blood diluent for counting erythrocytes and leucocytes of the chicken. Poult. Sci. 31: 735–738, 1952
50. *Natt, M.P.,* and *Herrick, C.A.:* Variations in the shape of the rod-like granule of the chicken heterophil leucocyte and its possible significance. Poult. Sci. 33: 828–830, 1954
51. *Nelson, N., Elgart, S.,* and *Mirsky, I.A.:* Pancreatic diabetes in the owl. Endocrinology 31: 119–123, 1942
52. *Nice, L.B., Nice, M.M.,* and *Kraft, R.M.:* Erythrocytes and hemoglobin in the blood of some American birds. Wilson Bull. 47: 120–124, 1935
53. *Nirmalan, GP.,* and *Robinson, G.A.:* Haematology of the Japanese quail (*Coturnix coturnix japonica*). Br. Poult Sci. 12: 475–481, 1971
54. *Ponder, E.: Erythrocyters and the Action of Simple Haemolysis.* Edinburgh, Oliver and Boyd, 1924, 192 pp. Cited by Nice et al.[52]
55. *Pujman, V.F.,* and *Hanusova, D.:* Erythrogram variations between normal and parasitized mature and immature partridges, pheasants and hares. J. Wildl. Dis. 6: 163–166, 1970
56. *Riddle, O.,* and *Braucher, P.-F.:* Hemoglobin and erythrocyte differences according to sex and season in doves and pigeons. Am. J. Physiol. 108: 554–566, 1934
57. *Ronald, K., Foster, M.E.,* and *Idyer, M.:* Physical properties of blood of the red-winged blackbird. Can. J. Zool. 46: 157–163, 1968
58. Rudolph, H.J., and *Pehrson, N.C.:* Growth Hormone Effect on the Blood Plasma Proteins in the Parakeet. Endocrinology 69: 661–664, 1961
59. *Sandreuter, A.:* Vergleichende Untersuchungen über die Blutbildung in der Ontogenese von Haushuhn (*Gallus gallus* L.) und Star (*Sturnus v. vulgaris* L.). Acta Anat. (Suppl. 14) 2: 1–72, 1951
60. *Savage, A.,* and *Isa, J.M.:* An unusual blood condition in a trumpeter swan. Can. J. Zool. 40: 1314–1315, 1962
61. *Scarborough, R.A.:* The blood picture of normal laboratory animals. Yale J. Biol. Med. 4: 323–344, 1931
62. *Schalm, O.W., Jain, N.C.,* and *Carroll, E.J.: Veterinary Hematology,* 3rd ed., Philadelphia, Lea & Febiger, 1975, pp. 82–218
63. *Schlumberger, H.G.:* Neoplasia in the parakeet. II. Transplantation of the pituitary tumor. Cancer res. 16: 149–153, 1956
64. *Schlumberger, H.G.,* and *Henschke, U.K.:* Effect of total body X-irradiation on the parakeet. Proc. Soc. Exp. Biol. Med. 92: 261–266, 1956
65. *Schmitt, J.,* and *Righton, M.:* Hematological findings in penguins. Nord. Vet. Med. 14 (Suppl. 1): 305–313, 1962
66. *Seal, U.S.,* as cited by *Elliott, R.H., Smith, E.,* and *Bush, M.:* Preliminary report on hematology of birds of prey. J. Zoo Anim. Med. 5: 11–16, 1974
67. *Shaw, A.F.B.:* The leucocytes of the pigeon with special reference to a diurnal rhthym. J. Pathol. Bacteriol. 37: 411–430, 1933
68. *Stroud, R.: Stroud's Digest on the Diseases of Birds.* Jersey City, N.J., T.F.H. Publications, Inc., 1964, pp. 476, 375. (Reprinted from 1943)
69. *Tangri,m A.N.,* and *Sen, A.B.:* Leucocytes in *Chandlerella hawkingi* infection in Indian jungle crows (*Corvus macrorhynchos wagler*). Indian J. Med. Res. 60: 1744–1749, 1972
70. *Venzlaff, W.:* Über Genesis und Morphologie der roten Blutkörperchen der Vögel. Arch. Mikr. Anat. Abt. I 77: 377–432, 1911
71. *Wallach, J.D.,* and *Flieg, G.M.:* Nutritional secondary hyperparathyroidism in captive birds. J. Am. Vet. Med. Assoc. 155: 1046–1051, 1969

72. *Yamamoto, T.:* Study on the blood cells of irds. Igaku Kenkyu 28: 1057–1059, 1959
73. *Young, M.D.:* Erythrocyte counts and hemoglobin concentration in normal female canaries. J. Parasitol. 23: 424–426, 1937

Zusätzliche Literatur

1a *Baumann, C.-R.:* Harnsäurebestimmungen im Blutplasma bei verschiedenen Vogelarten. (Uric acid concentration in the blood plasma of various species of birds.) Inaugural Dissertation, Ludwig-Maximilians Universität, München, 1980, 78 pp
2a *Driver, E.A.:* Hematological and blood chemical values of mallard, *Anas p. platyrhynchos,* drakes before, during and after remige moult. J. Wildl. Dis. 17: 413–421, 1981
3a *Kirkwood, J.K., Cooper, J.E.,* and *Brown, G.:* Some haematological data for the European kestrel (*Falco tinnuculus*). Res Vet. Sci. 26: 263–264, 1979
4a *Raphael, B.L.:* Hematology and blood chemistries of macaws. Annu. Proc. Am. Assoc. Zoo Vet. 97–98, 1980

Empfohlene Fachliteratur

Bartsch, P., Ball, W.H., Rosenzweig, W., and *Salman, S.:* Size of red blood corpuscles and their nucleus in fifty North American birds. Auk 54: 516–519, 1937

Cleland, J.B., and *Johnston, T.H.:* Relative dimensions of the red cells of vertebrates, especially of birds. Emu 11: 188–197, 1912

Dolensek, E.P., and *Otis, V.S.:* Clinical pathology in avian species. Vet. Clin. North Am. 3: 159–163, 1973

Elliott, J.H.: A preliminary note on the occurrence of a filaria in the crow. Biol. Bull. Marine Biol. Lab. 4: 64–65, 1903

Gulliver, G.: Observations on the sizes and shapes of the red corpuscles of the blood of vertebrates, with drawings of them to a uniform scale, and extended and revised tables of measurements. Proc. Zool. Soc. London, 1875, pp. 474–495

Hartman, F.A., and *Lessler, M.A.:* Erythrocyte measurements in birds. Auk 80: 467, 1963

Johnson, E.P., and *Lange, C.J.:* Blood alterations in typhlohepatitis of turkeys, with notes on the disease. J. Parasitol. 25: 157–167, 1939

Jones, D.R., and *Johansen, K.:* The blood vascular system of birds. In *Avian Biology,* D.S. Farner and J.R. King, eds. New York, Academic Press, 1972, Vol. II, pp. 159–164, 270–275

Jordan, H.E.: Comparative Hematology. In *Handbook of Hematology,* H. Downey, ed. New York, Paul B. Hoeber, Inc., 1938, Vol. II, pp. 699–862

McGuire, W.C., and *Cavett, J.W.:* Blood studies on histomoniasis in turkeys. Poult. Sci. 31: 610–617, 1952

Olson, C.: Variations in the cells and hemoglobin content in the blood of the normal domestic chicken. Cornell Vet. 27: 235–263, 1937

Olson, C.: Avian hematology. In *Disease of Poultry,* 5th ed., H.E. Biester and L.H. Schwarte, eds. Ames, Iowa State University Press, 1965, pp. 100–119

Salgues, R.: Notulae tumorologiae. V. Les érythrocytes, l'hémoglobine et la valeur globulaire au cours des affections cancereuses chez l'oiseau. L'Oiseau Rev. Fr. Ornithol. 6: 308–312, 1936

Spector, W.S., ed.: *Handbook of Biological Data.* Philadelphia, W.B. Saunders Co., 1956, pp. 164, 277, 344

Stewart, P.A.: A preliminary list of bird weight. Auk 54: 324, 1937

Sturkie, P.D.: Avian Physiology, 3rd ed., New York, Springer-Verlag, 1976, pp. 56–75

Udvardy, M.D.F.: Contributions to the knowledge of the body temperatures of birds. Zool. Bidrag Uppsala 30: 25–42, 1953

3. Röntgen

Marjorie C. McMillan

Für Tierärzte, die sich mit der Behandlung von Vögeln beschäftigen, stellt das Röntgen eine wertvolle zusätzliche Untersuchungsmethode in der klinischen Diagnostik dar. Röntgenuntersuchungen zusammen mit blutchemischen Mikromethoden erlauben heute bei einem Vogel eine umfassendere Differentialdiagnostik als in der Vergangenheit. Während aber die blutchemischen Normalwerte und ihre klinische Bedeutung noch immer kontrovers diskutiert werden, führt die Röntgenuntersuchung häufig zu konkreten diagnostischen Informationen.

Vor dem Anfertigen von Röntgenaufnahmen sollten immer ein genauer klinischer Vorbericht aufgenommen und eine gründliche Allgemeinuntersuchung des Vogels durchgeführt werden. Das Röntgen stellt eine technisch einfache und den Vogel nicht physisch betreffende Untersuchungsmethode dar, die überwiegend klare Befunde liefert. Vorsicht ist in solchen Fällen geboten, in denen Röntgenaufnahmen als Teil der klinischen Allgemeinuntersuchung erforderlich sind, da Belastungsstreß Krankheitsbilder wie z.B. Atemnot verstärken und zu einer Verschlechterung des Allgemeinbefindens führen kann.

Unter normalen Umständen ist es nicht erforderlich, einen Vogel zur Anfertigung von Röntgenbildern medikamentell zu immobilisieren. Kleinere Vögel können mit einem nicht gewebsreizenden Papierklebeband direkt auf der Kassette fixiert oder mit Bleihandschuhen gehalten werden (Abb. 3.1). Durch die Fixierung mit einem Klebeband wird die Strahlenbelastung für das Röntgenpersonal vermindert. Die richtige Ausblendung des zu röntgenden Bereiches schließt gewöhnlich eine übermäßige Strahlenbelastung der geschützten Hände aus und setzt darüber hinaus eine zu starke Streustrahlung herab. Es ist dennoch immer darauf zu achten, daß die den Vogel haltende Assistenz beim Röntgen Bleihandschuhe und auch eine Bleischürze trägt. Größere Vögel erfordern eine manuelle Fixierung. Eine Sedierung mit Narkosemitteln oder Tranquilizern ist aber auch hier routinemäßig nicht erforderlich und könnte, von diesem Aspekt einmal abgesehen, u.U. sogar noch zu einer Verschlechterung des Allgemeinbefindens führen. Viele solcher Medikamente bewirken nämlich eine Atemdepression, wodurch zusätzlich noch die Beurteilung der Lungen und der Luftsäcke erschwert wird, insbesondere wenn es um mögliche Veränderungen im Bereich des Atemtraktes geht. Im Kapitel 4 wird ausführlicher auf die verschiedenen Narkotika und Tranquilizer eingegangen.

Die wesentlichen Probleme, die durch Röntgenuntersuchungen auftreten können, sind entweder die Folgen einer zu starken Belastung schwerkranker Vogelpatienten oder durch unsachgemäße Zwangsmaßnahmen bedingte Frakturen. Dagegen treten iatrogen verursachte Frakturen bei einem Vogel mit einer normalen Knochenstabilität selten auf, es sei denn, der betreffende Vogel wurde von einer unerfahrenen Hilfsperson fixiert. Vögel mit verminderter Knochenstabilität, die auf Stoffwechselstörungen bzw. Mineralimbalanzen der Knochen zurückzuführen ist, neigen demgegenüber leicht zu Frakturen, wenn sie nicht mit äußerster Vorsicht behandelt werden.

Röntgentechnik

Zu den Faktoren, die die Qualität einer Röntgenaufnahme wesentlich beeinflussen, gehören die technischen Voraussetzungen, die Lagerung sowie der Untersuchungsgegenstand selbst. Die technischen Werte ändern sich beim Röntgen in Abhängigkeit von der Art des Röntgen- und Entwicklungsgerätes, Filmmaterials, Folien und dem Film-Fokusabstand.

Technische Angaben zur Röntgenuntersuchung finden sich bei *Altman*[1], *Lafeber*[2] und *Silverman*[3]. *Altman* benutzt für Sittiche feinstzeichnende Folien bei 1/30 Sek., einen Film-Fokusabstand von etwa 80 cm, 200 mA und 40–44 kV. *Lafeber* empfiehlt dagegen für Sittiche folienlose Filme bei einem Film-Fokusabstand von 50 cm (Kodak) oder 60 cm (Ansco Monopak), bei 100 mA, 40–60 kV und 1/10 Sek. *Silverman* bevorzugt schließlich folienlose Filme mit einem Film-Fokusabstand von 70 cm, bei 100 mA, etwa 72 kV und 1/60 Sek. zum Röntgen von Sittichen.

Diese technischen Angaben schließen mögliche Änderungen bei anderen Film-Fokusabständen oder Filmmaterialien ein. Standardfilme und -kas-

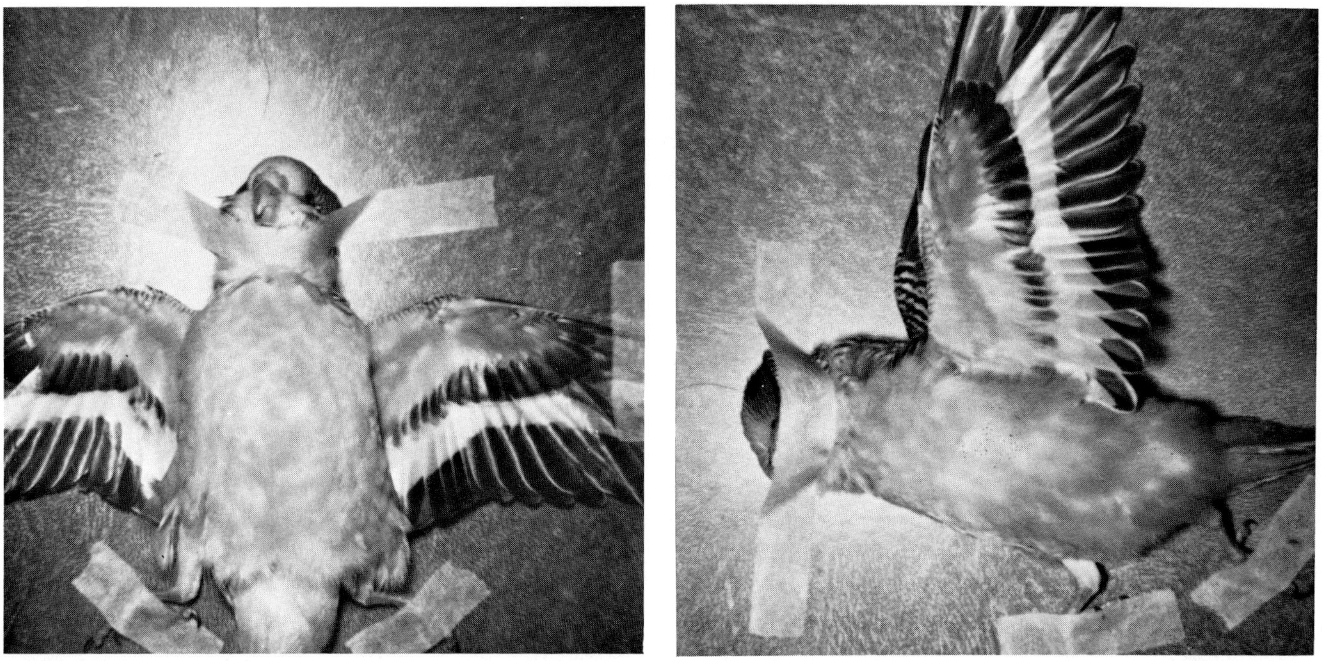

Abb. 3.1 Lagerung für ventrodorsale (links) und laterolaterale (rechts) Röntgenaufnahmen. Kleine Vogelarten, wie der Wellensittich, können direkt auf der Kassette fixiert werden. Die Klebebänder bringt man so an, daß sich keine Überlagerungen mit den Organen der Körperhöhle ergeben

setten können bei Lagerung auf dem Röntgentisch mit folgenden Einstellungen (kV – Kilovolt, mA – Milliampere, Sek. – Sekunden) bei einem Film-Fokusabstand von 100 cm eingesetzt werden:

	kV	mA	Sek.
Kanarienvögel, Finken	55	100	1/60
Sittiche	60	100	1/60
Nymphensittiche, Conuren	65	100	1/60
Papageien, Beos	70	100	1/60
Aras, Kakadus	75	100	1/60

Diese Werte ändern sich in Abhängigkeit vom jeweilig benutzten Röntgengerät.

Die Verwendung von feinstzeichnenden Seltene-Erden-Verstärkerfolien führt allgemein zu besseren Röntgenbildern als der Gebrauch folienloser Filme oder Standardverstärkerfolien. Für die eigenen Röntgenuntersuchungen an Vögeln werden nur noch feinstzeichnende Seltene-Erden-Verstärkerfolien eingesetzt. Der einzige technische Unterschied gegenüber den Standardsystemen ist eine vierfache Erhöhung des mAs.-Produktes. Aufgrund der wesentlich höheren Strahlenbelastung sollten folienlose Filme nicht mehr benutzt werden. Im allgemeinen reichen die bei Katzen üblichen röntgentechnischen Werte für mittelgroße Papageien aus. Durch Erhöhung oder Verringerung um fünf bis zehn kV können auch größere bzw. kleinere Vögel mit zufriedenstellenden Ergebnissen geröntgt werden.

Um aussagefähige Röntgenaufnahmen für die Diagnostik zu erhalten, kommt der Lagerung des Vogels eine erhebliche Bedeutung zu. Wird der Vogel in eine Plastiktüte, einen Verbandsstrumpf oder irgendein anderes Behältnis gesteckt, so daß es zu Überlagerungen der Gliedmaßen und des Körpers kommt, erhält man aufgrund der unklaren Verschattungen keine eindeutig interpretierbaren Röntgenaufnahmen. Zur klaren Beurteilung des Brust- und Abdominalraumes müssen die Gliedmaßen ausgestreckt fixiert werden (Abb. 3.1).

Für ventrodorsale Röntgenaufnahmen breitet man die Flügel rechtwinklig zu der Körperlängsachse aus und streckt die Beine des Vogels nach kaudal und leicht lateral. Für laterale Röntgenaufnahmen werden die ausgebreiteten Flügel über den Rücken gekippt gehalten. Damit man die Knochen beider Flügel ebenfalls beurteilen kann, wird ein Flügel genau vor dem anderen gelegt.[3] Um einen vollständigen Überblick über den thorakalen Bereich zu erhalten, müssen beide Beine nach ventral und kaudal gestreckt werden. Soll die Röntgenuntersuchung vor allem den Abdominalbereich abdecken, wird das unten liegende Bein senkrecht zur Wirbelsäule und das andere Bein so weit nach ventral und kaudal gelagert, daß es nicht zur Drehung der Körperachse und zu einer dadurch bedingten Überlagerung der Nieren kommt.

Der sehr kompakte Vogelkörper ist aufgrund seiner alles überlagernden Federkiele und den wenig unterschiedlichen Kontrast gebenden Organen für Röntgenaufnahmen nicht besonders gut geeignet. Abgesehen vom Muskelmagen gibt es bei Vögeln kaum deutlich hervortretende röntgenanatomische Orientierungspunkte.

Bei optimaler Lagerung des Vogels und richtiger Röntgentechnik lassen sich aber Aufnahmen von guter diagnostischer Qualität herstellen. Dabei ergibt sich allerdings das Problem, Unschärfen, die durch die hohe Atemfrequenz bedingt sind, auszugleichen. Wurde die Belichtung während der Exspiration eines Vogels vorgenommen, geben die Lungen auf dem Röntgenbild einen dichten Röntgenschatten und der Luftsackbereich erscheint verkleinert (Abb. 3.2). Dies kann zu der Fehldiagnose einer Atemtraktserkrankung führen. Es ist äußerst wichtig, röntgenologische Veränderungen der Lungen- und Luftsackdichten, die während der Respirationsphase eines Vogels auftreten, zu berücksichtigen, da Röntgenaufnahmen beim Vogel nicht auf die Inspiration beschränkt werden können.

Röntgenanatomie

Zur richtigen Interpretation von Röntgenaufnahmen bedarf es gründlicher Kenntnisse der normalen Röntgenanatomie (Abb. 3.3 u. 3.4). Die in diesem Abschnitt dargestellte Röntgenanatomie be-

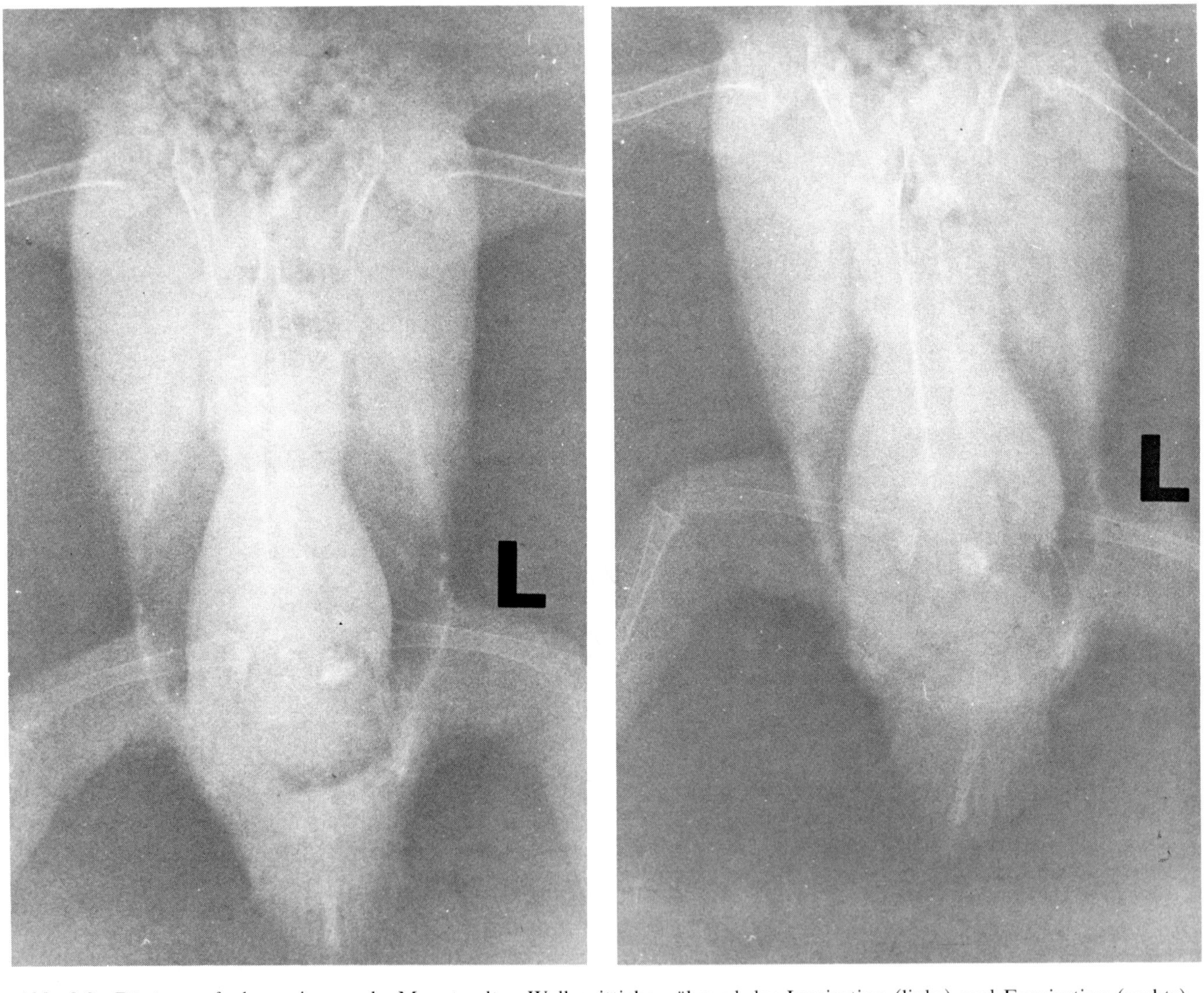

Abb. 3.2 Röntgenaufnahme eines sechs Monate alten Wellensittichs während der Inspiration (links) und Exspiration (rechts). Während der Inspiration erscheinen die thorakalen und abdominalen Luftsäcke deutlich ausgedehnt, der Abdominalbereich kugelförmig erweitert. Das Lungengewebe zeigt eine geringgradig stärkere Verschattung während der Exspiration

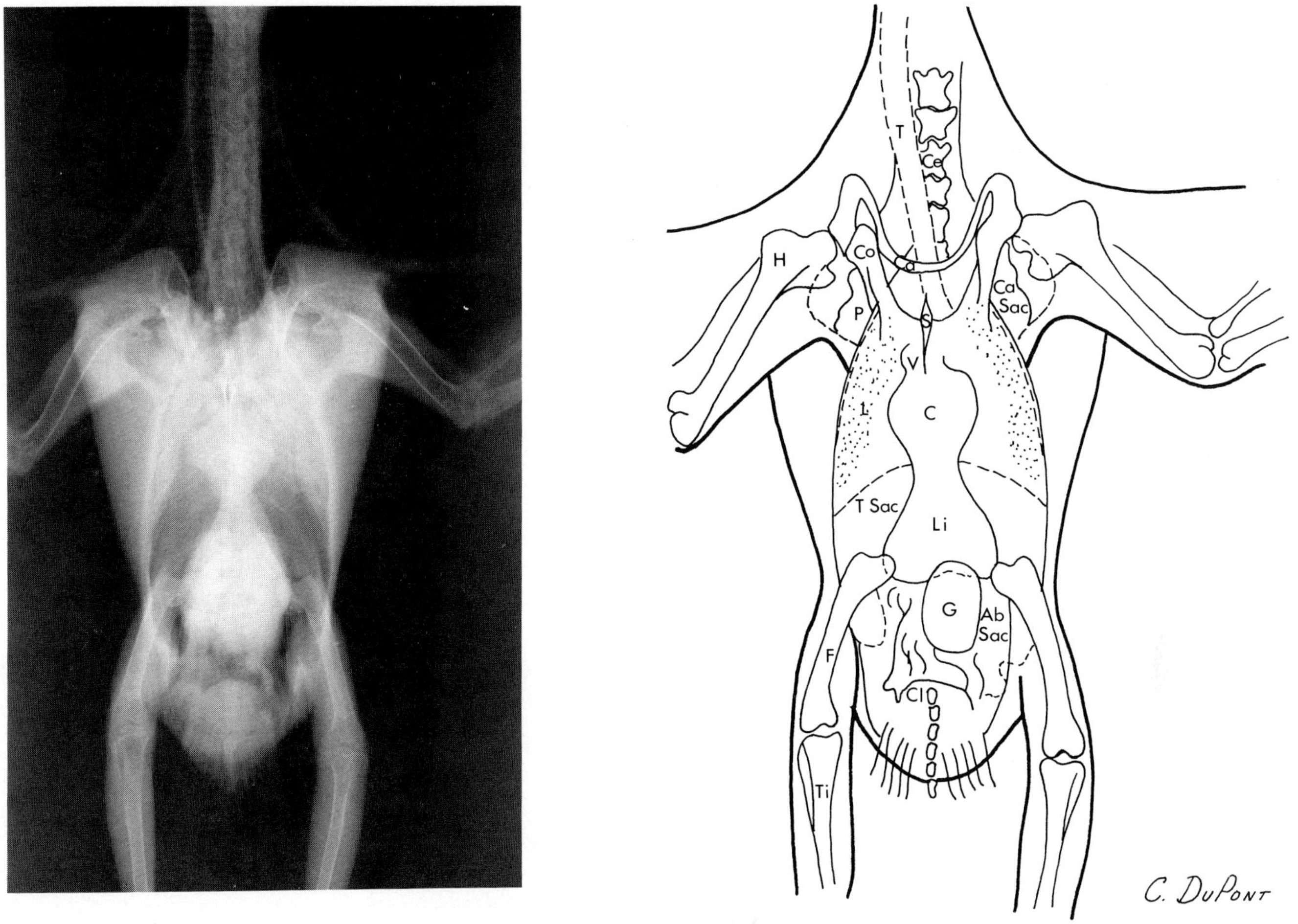

Abb. 3.3 Normalbild einer ventrodorsalen Röntgenaufnahme (links) von einer weiblichen Blaubartamazone (Amazona festiva) und Skizze (rechts) zur Darstellung der Röntgenanatomie: Ab sac – abdominaler Luftsack; C – Herz; Ca – Schlüsselbein (Clavicula); Ca sac – Ausbuchtung des Klavikularluftsackes; Ce – Halswirbel; Cl – Kloake; Co – Rabenschnabelbein (Coracoid); F – Femur; G – Muskelmagen; H – Humerus; I – Darmschlinge; L – Lunge; Li – Leber; P – Muskelzüge der Pectoralis-Muskulatur in Überlagerung mit dem Klavikularluftsack; S – Brustbein (Sternum); T – Trachea; Ti – Tibiotarsus; T sac – kraniale und kaudale Thorakalluftsäcke; V – große Blutgefäße einschließlich Aorta, A. brachiocephalica u. V. cava an der Herzbasis

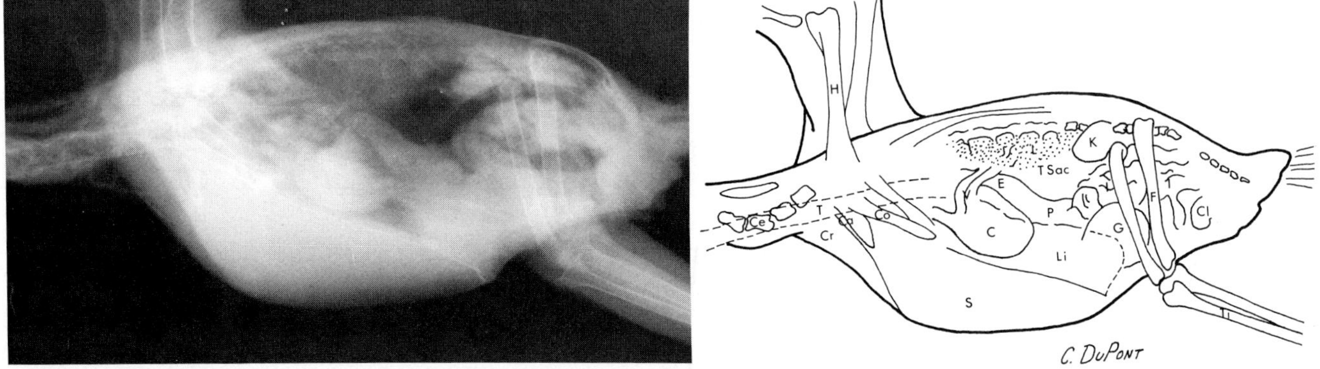

Abb. 3.4 Normalbild einer laterolateralen Röntgenaufnahme (links) von einer weiblichen Blaubartamazone (Amazona festiva) und Skizze (rechts) zur Darstellung der Röntgenanatomie: C – Herz; Ca – Schlüsselbein (Clavicula); Ce – Halswirbel; Cl – Kloake; Co – Rabenschnabelbein (Coracoid); Cr – Kropf; E – Oesophagus; F – Femur; G – Muskelmagen; H – Humerus; I – Darmschlingen; K – Niere; L – Lunge; Li – Leber; P – Drüsenmagen; S – Brustbein; T – Trachea; Ti – Tibiotarsus; T sac – kaudaler Thorakalluftsack; V – große Blutgefäße einschließlich Aorta, Aa. brachiocephalicae u. V. cava

schränkt sich auf Papageienvögel. Abgesehen von Unterschieden hinsichtlich des Skeletts, insbesondere des Schädels, und der Ausbildung und Lage des Kropfes, ist diese Röntgenbildbeurteilung aber durchaus auch auf andere Vogelordnungen übertragbar. Eine weibliche Amazone erwies sich für solche Darstellungen als sehr geeignet, da die Größe dieses Vogels eine klare Zuordnung der meisten Organe zuläßt. Bei kleineren Vögeln wird die Organbeurteilung im kompakt ausgefüllten Brust- und Abdominalraum wesentlich schwieriger. Die großen Blutgefäße im Thorakalbereich sind kaum zu unterscheiden; der Drüsenmagen läßt sich röntgenologisch ohne positive oder negative Kontrastierung nicht darstellen.

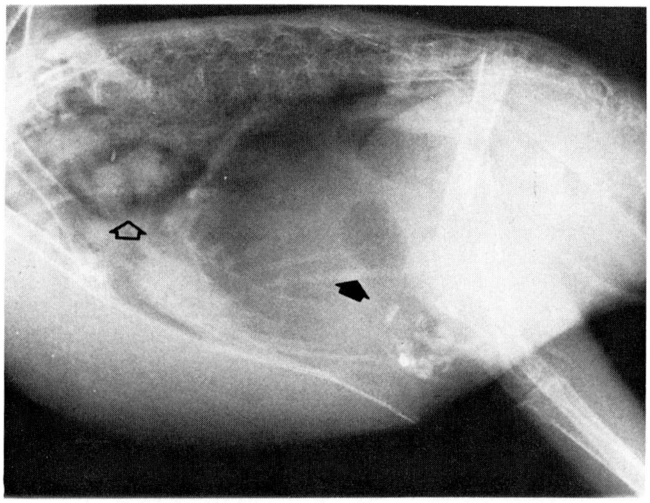

Abb. 3.5 Aufhellung durch Gasbildung im thorakalen Abschnitt des Oesophagus (offener Pfeil) und im Drüsenmagen (massiver Pfeil) bei einem jungen Graupapageien (Psittacus erithacus) mit bakterieller Gastroenteritis und Ileus

Verdauungssystem

Die Organe des Verdauungstraktes lassen sich am besten durch Bariumkontrast-Serien darstellen, einige Organe sind jedoch auch auf einfachen Röntgenbildern erkennbar.

In der Lateralansicht stellt sich der Kropf als fast dreieckiger, dünnwandiger Hohlraum dar, der genau vor dem Brustbein liegt. Abhängig von seiner Dehnung, befindet sich der Kropf in der ventrodorsalen Aufnahme entweder auf der Mittellinie bzw. leicht rechts davon, oder er ist zu beiden Seiten der Halswirbelsäule sichtbar. Im Kropf sieht man häufig rundliche Strukturen, die einen mittleren Röntgenkontrast geben, dabei handelt es sich um das Körnerfutter.

Der thorakale Anteil des Oesophagus läßt sich normalerweise auf einfachen Röntgenbildern nicht darstellen. Befindet sich jedoch aufgrund einer Erkrankung oder Obstruktion nach einer Aerophagie Luft im Oesophagus, ist dieses Organ in der laterolateralen Röntgenaufnahme im mittleren thorakalen Bereich über dem Herzschatten erkennbar (Abb. 3.5). Die Stelle, an der der Oesophagus in den Drüsenmagen mündet, läßt sich ebenfalls darstellen.

Bei größeren Papageien kann man den Drüsenmagen vom Röntgenschatten des umgebendem Gewebes unterscheiden, bei kleineren Papageien ist er jedoch nur schlecht zu erkennen, wenn er keine positiven oder negativen Röntgenkontrastmittel enthält. Im normalen Röntgenbild stellt sich der Drüsenmagen als ein umgekehrt trichterförmiges, einen weichen Schatten gebendes Organ dar, das sich in der Lateralansicht genau dorsal der Leber und kranial des Muskelmagens befindet. Auf einem ventrodorsalen Röntgenbild liegt der Drüsenmagen links von der Medianen, dorsal des linken Leberlappens und dorsal und kranial des Muskelmagens.

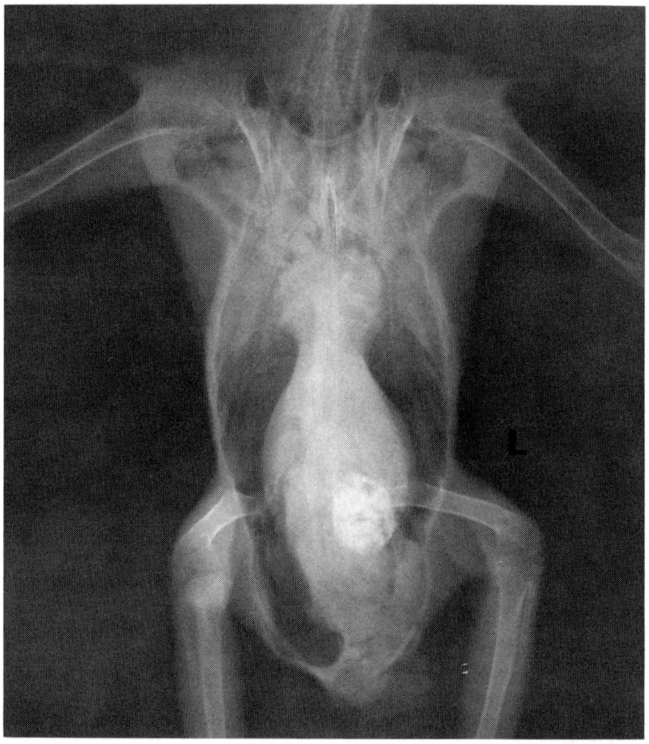

Abb. 3.6 Gritgefüllter Muskelmagen in physiologischer Lage links paramedian auf Höhe des Hüftgelenkes im Röntgenbild (ventrodorsal) einer Doppelgelbkopfamazone (Amazona ochrocephala oratrix)

Enthält der Muskelmagen Grit, tritt er auf der Röntgenaufnahme am deutlichsten hervor. In ventrodorsaler Ansicht liegt er links paramedian auf Höhe des Hüftgelenkes. Bei laterolateralem Strahlengang befindet er sich im Bereich der ventralen zwei Drittel des Abdomens, berührt fast das Brustbein und grenzt an die Leber.

Im Muskelmagen findet man normalerweise viele röntgenpositive Steinchen, den Magengrit, sofern der Vogel diesen aufnehmen konnte (Abb. 3.6).

Die Darmschlingen nehmen (außer bei einem eierlegenden weiblichen Vogel) den größten Teil des kaudalen Abdominalbereiches ein und enthalten als Normalbefund nur wenig Gas. Die Duodenalschleife und die Kloake sind die einzigen hervortretenden Abschnitte, die unterschieden werden können. Bei einigen Vögeln springt die Duodenalschleife rechts median deutlich vor und überlagert den abdominalen Luftsack (Abb. 3.7). Das Pankreas liegt zwar innerhalb dieser Schleife, ist in der Regel jedoch auf Röntgenbildern nicht sichtbar.

Die Leber findet man in der Lateralansicht im vorderen Bauchbereich, kranial vom Herzen, kaudal von Muskelmagen und Duodenum, dorsal vom Drüsenmagen und ventral vom Brustbein begrenzt. Auf einer ventrodorsalen Aufnahme umgeben die kaudalen Thorakalluftsäcke die Leber von lateral. Der kaudale Rand der Leber läßt sich jedoch nicht eindeutig abgrenzen.

Atmungssystem

Die genaue röntgenologische Diagnostik bei den häufig auftretenden Erkrankungen des Atemsystems ist äußerst schwierig. Durch Überlagerung des Thorax von Federschäften, Brustbein und Rippen sowie durch die unklare Abgrenzung der während der physiologischen Atemtätigkeit bedingten Veränderungen können geringgradige röntgenologische Befunde in frühen Krankheitsstadien einer Atemwegserkrankung nicht erfaßt werden.

In der Lateralansicht ist die mit Luft gefüllte Trachea rechts der Halswirbelsäule und vom Pharynx bis zum Syrinx reichend, wo sie sich dorsal des Herzschattens in die Primärbronchen gabelt, zu sehen. Die Lungen haben in der Regel eine waben- oder netzähnliche Struktur und nehmen, eng den Rippen und der Wirbelsäule anliegend, den dorsalen thorakalen Bereich ein. Im ventrodorsalen Röntgenbild geben die peripheren Lungenfelder normalerweise einen dichteren Röntgenschatten als die medialen, da aufgrund ihrer konkaven Form mehr Lungengewebe durchstrahlt werden muß.

Röntgenologisch lassen sich sieben Luftsäcke nachweisen. In der ventrodorsalen Ansicht liegen die rechten und linken lateralen Divertikel des Klavikularluftsackes als fast dreieckige Aufhellungen im Achselbereich. Die kranialen und kaudalen

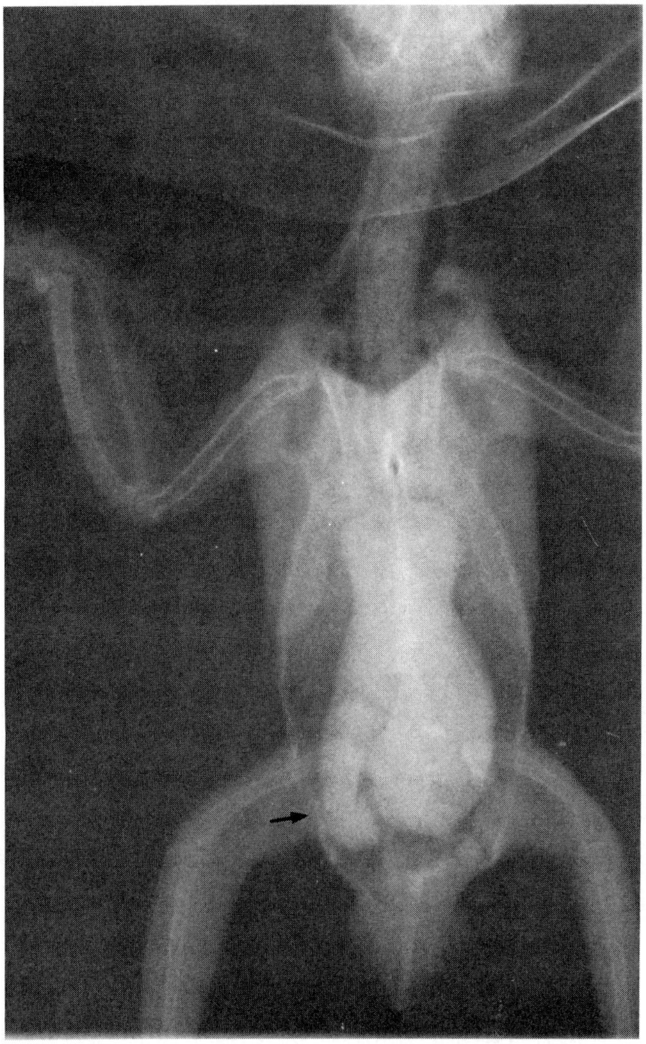

Abb. 3.7 Eine als deutliche Verschattung hervortretende Duodenalschleife kann ein Röntgennormalbefund beim Wellensittich sein

thorakalen Luftsäcke und die abdominalen Luftsäcke stellen sich als bilateral symmetrische Aufhellungen dar, die in der genannten Reihenfolge das Herz und den abdominal gelegenen Eingeweidetrakt umgeben. Auf laterolateralen Röntgenbildern befinden sich diese Aufhellungen, den Luftsäcken entsprechend, zwischen Lunge und Magendarmtrakt.

Herzkreislaufsystem

In der Lateralansicht ist das Herz als eine elliptische Verschattung im Bereich des ventralen Thorax zu erkennen. Zwar lassen sich die Herzbasis und einige Gefäßstämme darstellen, die Herzspitze wird jedoch von der Leber umfaßt und ist daher nicht abzugrenzen. Auf ventrodorsalen Aufnahmen sieht man das Herz als einen median gelegenen dreieckigen Schatten, der auch in dieser Ansicht kaudal mit dem Leberschatten verschmilzt.

Eine allgemeine Angiographie ermöglicht eine deutlichere Darstellung des normalen Herzschattens und der an der Herzbasis entspringenden Blutgefäße (Abb. 3.8). Dieses Verfahren wird vorerst nur zu Demonstrationszwecken durchgeführt und hat noch keinerlei Eingang in die klinische Diagnostik gefunden. Wie bei anderen Tieren auch, ist der größte Teil des Kreislaufsystems ohne Anwendung einer Angiographie röntgenologisch nicht darzustellen. Als Ausnahme hiervon ist eine schwere Arteriosklerose anzusehen, in deren Verlauf es zu derartigen Verdichtungen der Gefäßwände kommen kann, daß insbesondere die großen Gefäße an der Herzbasis röntgenpositiv werden (Abb. 3.9).

Urogenitalsystem

Bei erwachsenen und in der Balz befindlichen Vögeln sind gelegentlich die Hoden und der Eierstock vor dem kranialen Pol der Nieren und dorsal der Leber zu erkennen. Diese Organe zeigen während der Fortpflanzungsperiode eine gewaltige Hyperplasie (Abb. 3.10 u. 3.11) und dürfen nicht mit abdominal gelegenen Zubildungen verwechselt werden. Der Legedarm, der während der Legeperiode proliferiert, ist nur schwer von anderen weichen Verschattungen im Abdomen zu unterscheiden und kann oft zu dem Verdacht führen, daß es sich dabei um eine pathologische Zubildung im Abdominalbereich handelt. (Siehe auch die Darstellung im Abschnitt „Röntgenbefunde bei Erkrankungen im Abdominalbereich".)

Im laterolateralen Röntgenbild sieht man die Nieren als dreigelapptes Organ, das sich dorsal im kaudalen Bereich des Abdomens befindet und mit dem knöchernen Beckengürtel verschmilzt. In ventrodorsaler Ansicht sind die Nieren in der Regel durch darüberliegende Eingeweide verdeckt.

Skelett

Zur Beurteilung der Röntgenaufnahmen von Vogelknochen ist es wichtig, sich Kenntnisse über den normalen Röntgenschatten der Knochen und die Dichte der Kortikalis anzueignen, da nur so eine Interpretation von Befunden bei Vögeln mit Verdacht auf eine Knochenstoffwechselerkrankung möglich ist.

Anteile der Pectoralis-Muskulatur, die sich im Bereich des Processus deltoideus an den Humerus heften, sind auf ventrodorsalen Röntgenbildern als brückenartiger Schatten über den Divertikeln des Klavikularluftsackes zu erkennen. Diese Verschattungen im Luftsackbereich sollten deshalb nicht als pathologischer Befund gewertet werden.

Röntgenbefunde bei Erkrankungen im Abdominalbereich

Dem Vogel fehlt ein Zwerchfell, deshalb kann nicht von einer echten Brust- und Bauchhöhle gesprochen werden. Für die vorliegende Diskussion verschiedener Röntgenbefunde wird jedoch eine solche anatomische Unterteilung zur besseren Übersicht dargestellt.

Nachfolgende Röntgenbefunde lassen sich häufig im Zusammenhang mit Erkrankungen im Abdominalbereich erheben:

1. Darstellung von Zubildungen,
2. Verlagerung von Organen des Eingeweidetraktes,
3. Einengung der abdominalen Luftsackaufhellungen und
4. homogene Verschattung des Eingeweidekonvolutes.

Seltener beobachtete röntgenologische Veränderungen, die auf pathologische Prozesse im Bauchraum beruhen könnten, stellen die Kompression des Lungengewebes durch Druck von abdominal gelegenen Organen, die Dilatation eines Darmabschnittes durch Gas oder Flüssigkeit (Abb. 3.12 u. 3.13), das Vorliegen eines Fremdkörpers (Abb. 3.14), der Verlust klarer Organränder und Veränderungen der Dichte des Röntgenschattens dar.

Die Verlagerung des gritgefüllten Muskelmagens ist häufig der deutlichste Befund, der mit einer intraabdominalen Zubildung oder einer Hernie in Zusammenhang gebracht wird. Im allgemeinen verursacht eine Leberschwellung die Verschiebung des Muskelmagens nach dorsal oder kaudal (Abb. 3.15). Neoplasien der Nieren haben eine Verlagerung des Muskelmagens nach ventral und abhängig davon, an welchem Pol sich die Zubildung befindet, entweder nach kranial oder kaudal zur Folge (Abb. 3.16 u. 3.17). Eine Milzschwellung verursacht eine Verlagerung des Muskelmagens nach ventral und kranial (Abb. 3.18). Die Hyperplasie des Legedarms ruft eine Verlagerung des Muskelmagens nach ventral und kaudal hervor (Abb. 3.19). Der Grad der Magenverlagerung ist jeweils von der Größe und Lokalisation des von den einzelnen Organen ausgehenden platzgreifenden Prozesses ab-

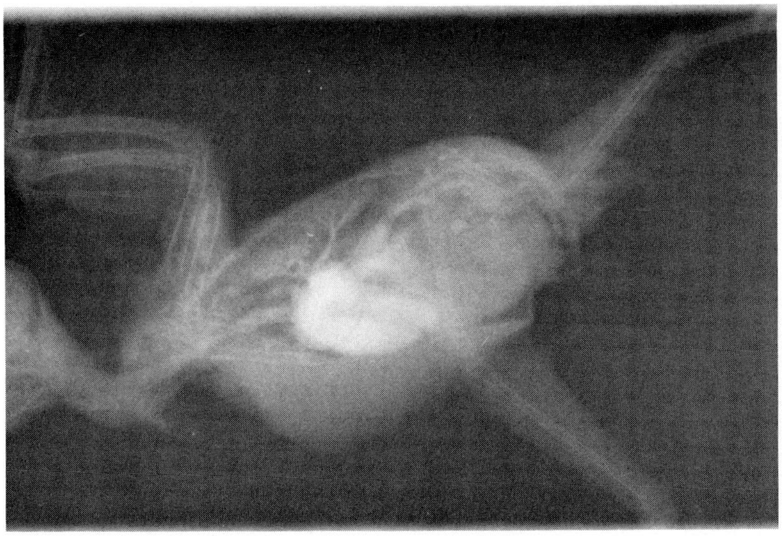

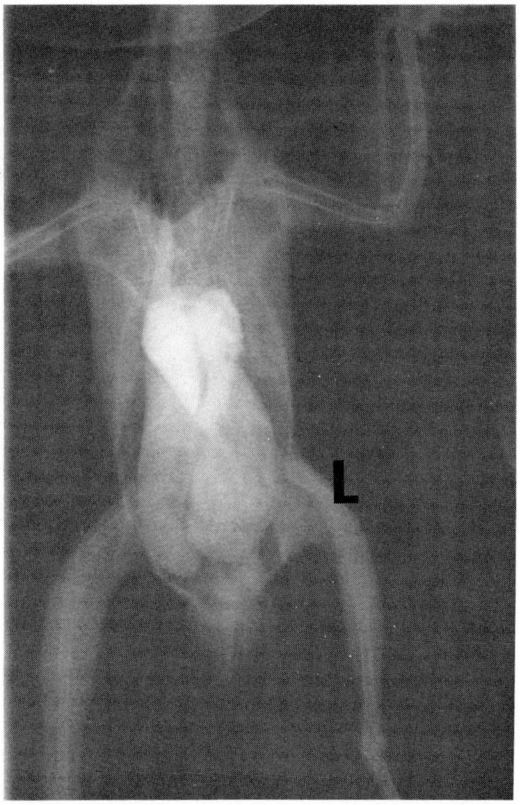

Abb. 3.8 Allgemeine Angiographie zur Darstellung des normalen Herzschattens und großer Blutgefäße in ventrodorsaler (rechts) und laterolateraler (links) Aufnahmerichtung. V. cava cranialis, A. brachiocephalica und Aorta descendens stellen sich in laterolateraler Ansicht dar

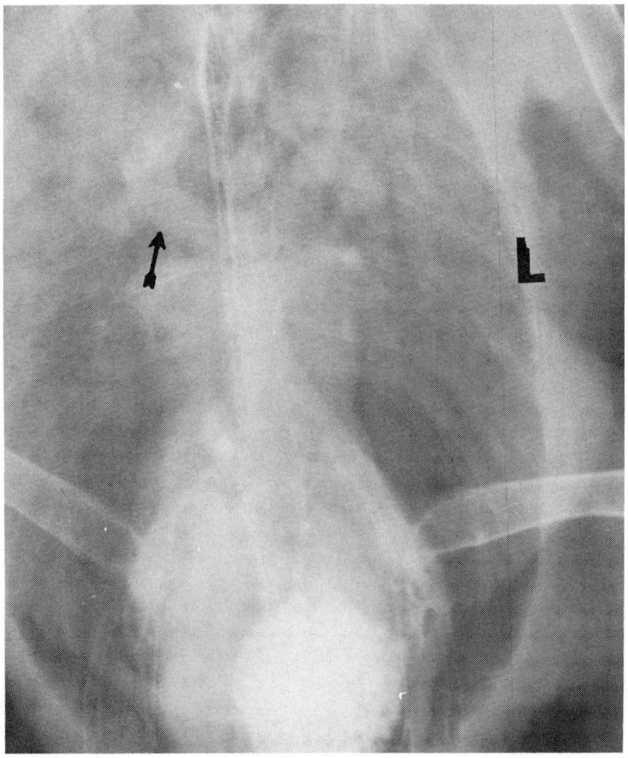

Abb. 3.9 Ventrodorsale Röntgenaufnahme des Brustbereiches einer 48jährigen Gelbnackenamazone (Amazona ochrocephala auropalliata) mit deutlicher Verschattung der großen Blutgefäße an der Herzbasis (Pfeil) durch Arteriosklerose (Diagnosebestätigung durch Sektion)

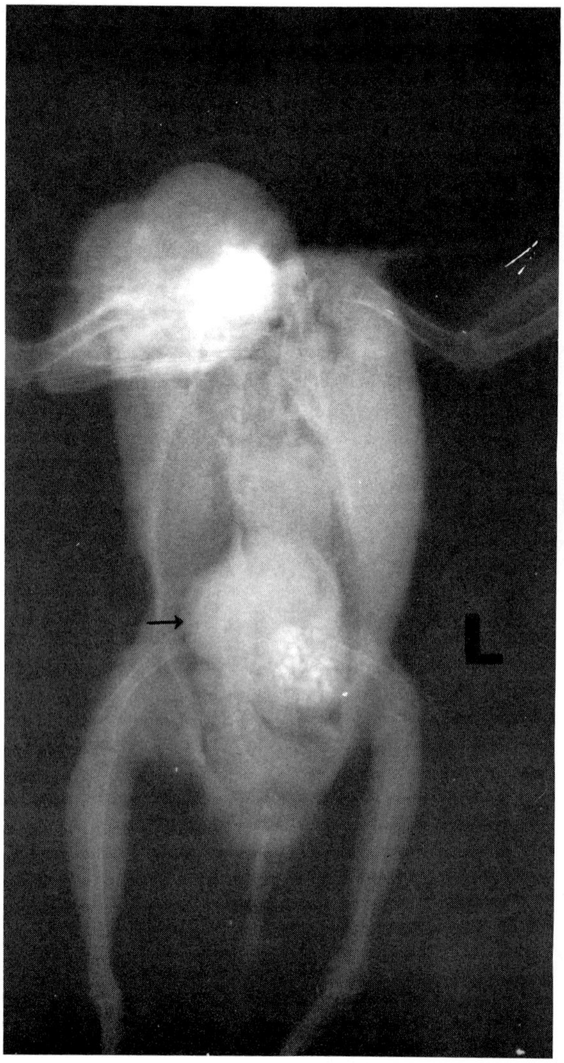

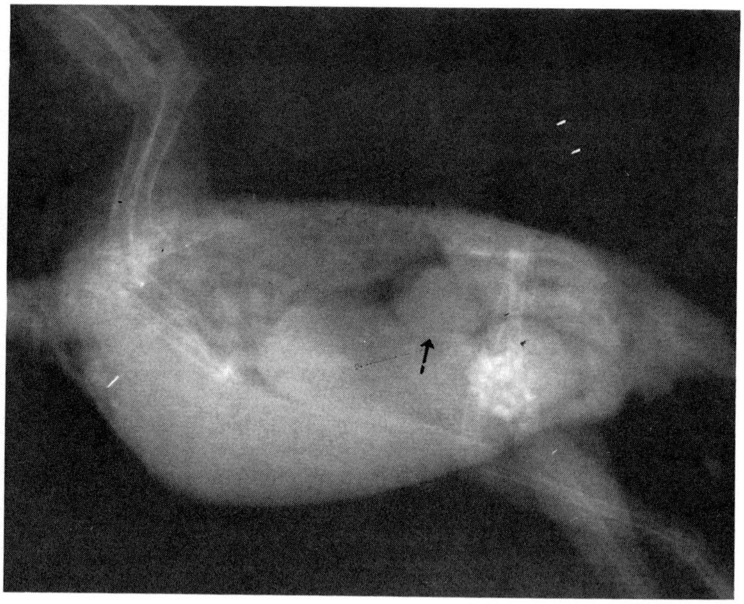

Abb. 3.10 Hodenhypertrophie bei einem dreijährigen Wellensittich während der Balzperiode. Die Hoden (Pfeil) sind eindeutig sowohl ventrodorsal als auch laterolateral anzusprechen

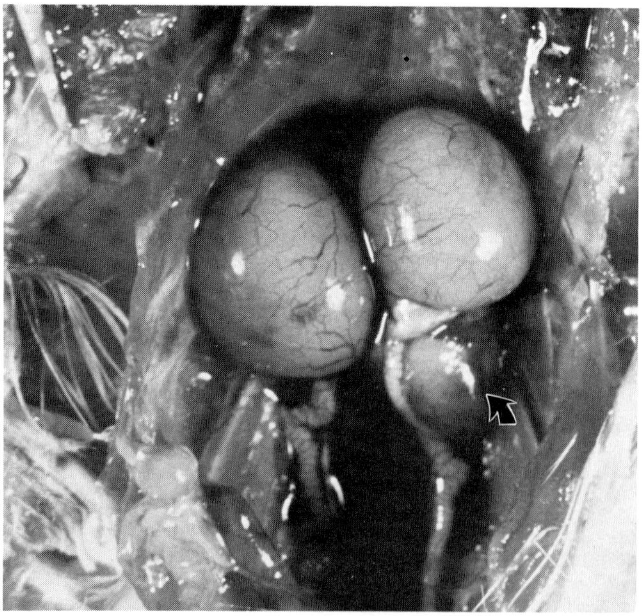

Abb. 3.11 Das pathologisch-anatomische Bild des unter Abb. 3.10 gezeigten Wellensittichs mit vergrößerten Hoden. Kaudal des rechten Hodens sitzt ein Adenokarzinom im Nierengewebe (Pfeil)

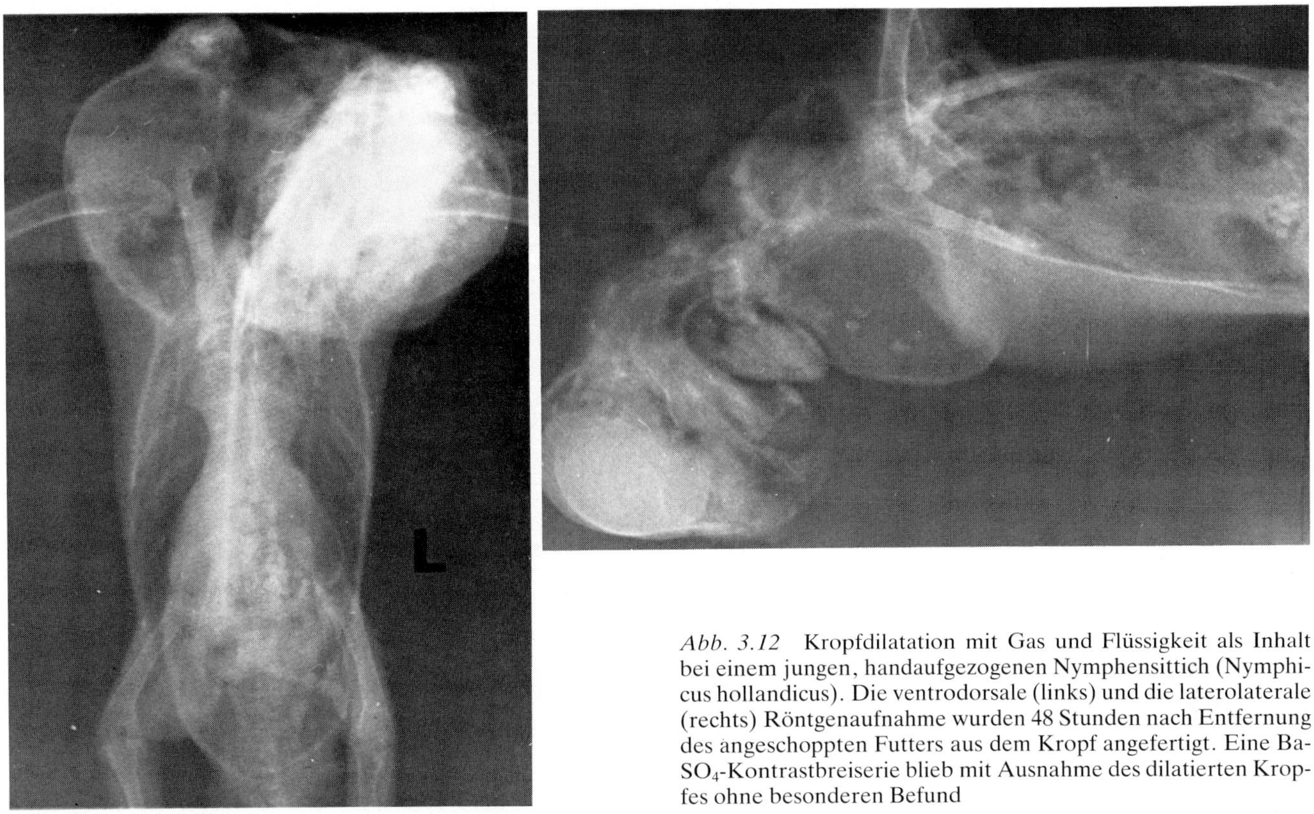

Abb. 3.12 Kropfdilatation mit Gas und Flüssigkeit als Inhalt bei einem jungen, handaufgezogenen Nymphensittich (Nymphicus hollandicus). Die ventrodorsale (links) und die laterolaterale (rechts) Röntgenaufnahme wurden 48 Stunden nach Entfernung des angeschoppten Futters aus dem Kropf angefertigt. Eine $BaSO_4$-Kontrastbreiserie blieb mit Ausnahme des dilatierten Kropfes ohne besonderen Befund

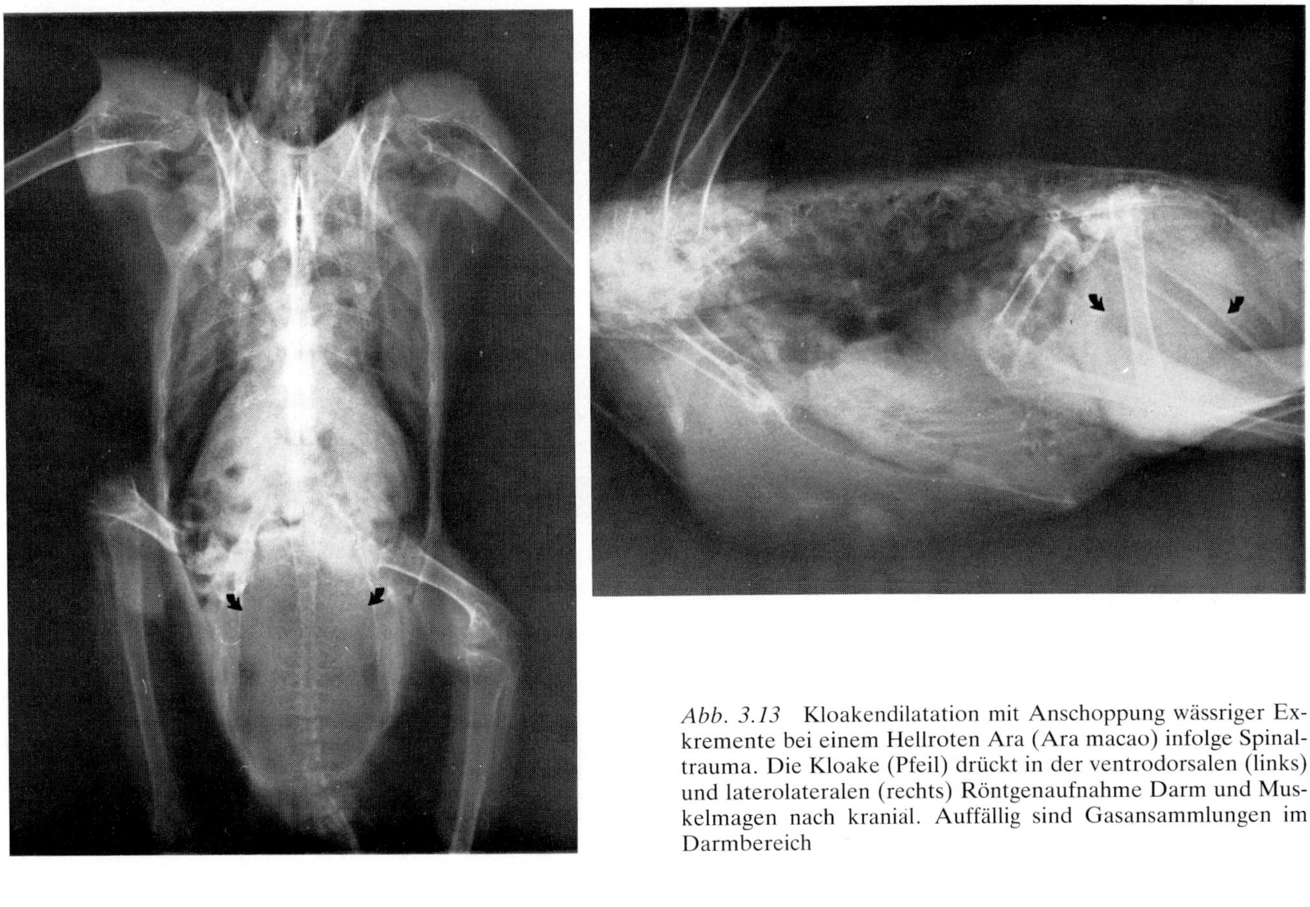

Abb. 3.13 Kloakendilatation mit Anschoppung wässriger Exkremente bei einem Hellroten Ara (Ara macao) infolge Spinaltrauma. Die Kloake (Pfeil) drückt in der ventrodorsalen (links) und laterolateralen (rechts) Röntgenaufnahme Darm und Muskelmagen nach kranial. Auffällig sind Gasansammlungen im Darmbereich

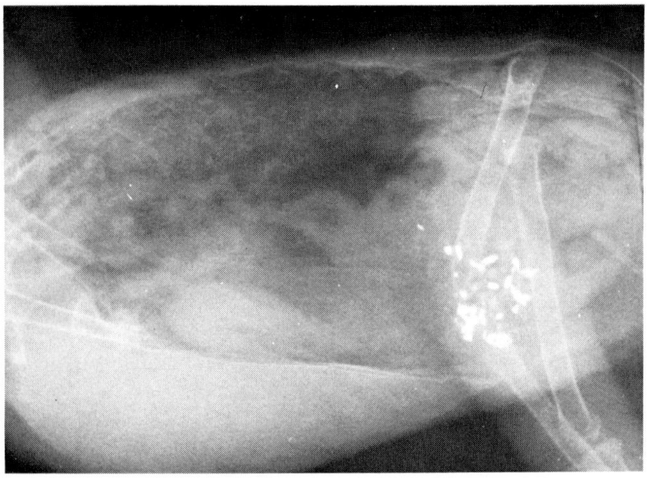

Abb. 3.14 Laterolaterales Röntgenbild einer jungen männlichen Blaubartamazone (Amazona festiva) mit Bleifarben-Spänen im Muskelmagen. Der Vogel zeigte klinisch Erbrechen, Durchfall und Krampfanfälle

hängig. Eine vergrößerte Leber verdrängt nicht nur den Muskelmagen, sondern hat auch die Verlagerung des Drüsenmagens nach dorsal, eine geringgradige Verschiebung des Herzens nach kranial, den Verlust der deutlichen Abgrenzung zwischen Leber- und Herzschatten und eine Einengung der Luftsackaufhellungen zur Folge. Bei entsprechendem Ausmaß kann aber auch jeder andere platzgreifende Prozeß im Abdominalraum eine Verlagerung der Leber nach kranial und damit ein Verschmelzen mit dem Herzschatten verursachen.

Abdominalhernien werden naturgemäß oft bei weiblichen Vögeln festgestellt (Abb. 3.20) und haben die kaudoventrale Verlagerung des Muskelmagens, der Darmschlingen und des Legedarms zur Folge. Dabei können häufig Hyperplasien des Legedarms, eine chronische Legenot oder Flüssigkeitsansammlungen nachgewiesen werden (Abb. 3.21 u. 3.22). Ursache dafür soll eine hormonelle Imbalanz sein, die zu einem stark erhöhten Östrogenspiegel und sekundärer Lockerung der Bauchmuskulatur führt. Traumatisch bedingte Hernien können bei beiden Geschlechtern festgestellt werden, sie sind jedoch sehr selten. Eine zu kräftige Palpation mit Kompression des Abdomens kann bei kleinen Vögeln auch iatrogene Hernien hervorrufen.

Häufig läßt sich auf einfachen Röntgenbildern die genaue Lokalisation einer Zubildung nicht feststellen. In einigen Fällen sind Röntgenkontrastaufnahmen mit Bariumsulfat zur Darstellung der Neoplasieabgrenzungen hilfreich, weil dadurch der umgebende Darmtrakt und die Verlagerung der abdominalen Organe deutlicher sichtbar werden (Abb. 3.23). Durch eigene Untersuchungen stellte sich heraus, daß Leberschwellungen, sekundär bis chronisch verlaufende Leberentzündungen, Nierentumoren und Eier zu den häufigsten Zubildungen zählen (Abb. 3.24).

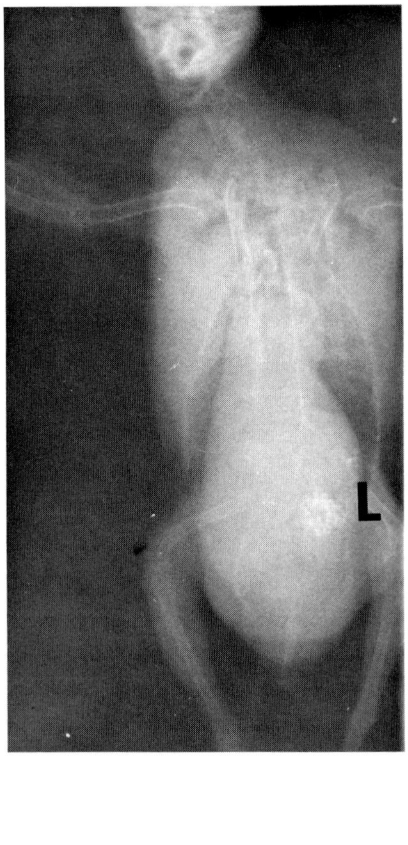

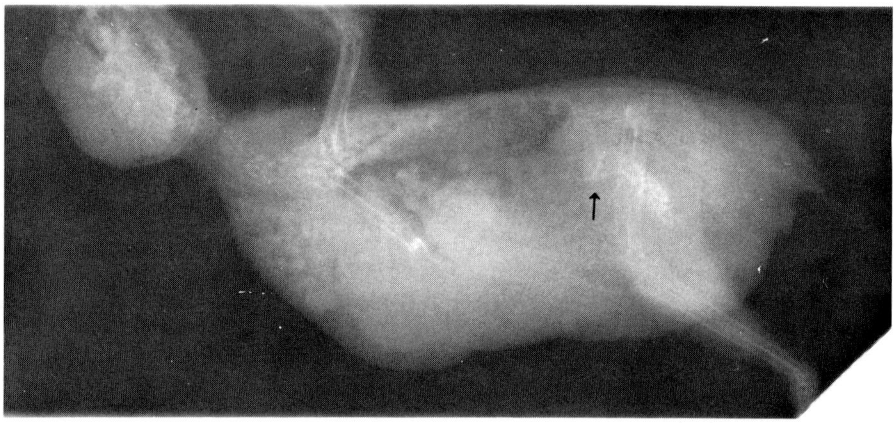

Abb. 3.15 Leberschwellung bei einem männlichen Wellensittich mit chronisch-fibröser Hepatitis. In der ventrodorsalen Aufnahme (links) engt die vergrößerte Leber deutlich den Raum der Abdominalluftsäcke ein, der Herzschatten ist nach kranial, der Muskelmagen nach kaudal verschoben. Die laterolaterale Röntgenaufnahme (rechts) zeigt den Muskelmagen nach dorsal versetzt (Pfeil); die Aufhellung der Luftsäcke zwischen Lunge, Niere und Darm ist auffällig schmal

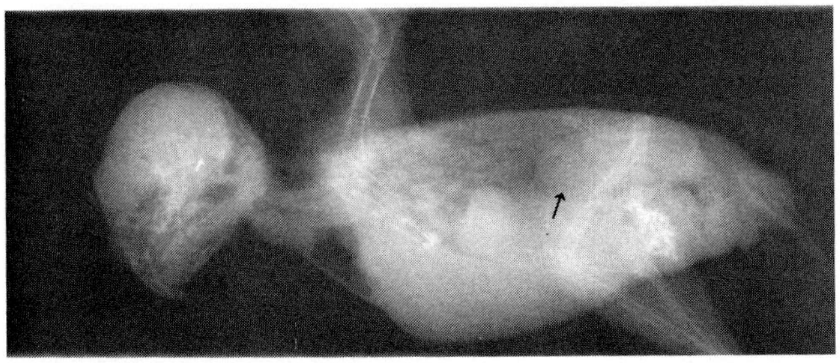

Abb. 3.16 Adenokarzinom der Niere bei einem sechsjährigen weiblichen Wellensittich. Im laterolateralen Röntgenbild sieht man eine durch den Tumor (Pfeil) verursachte Verlagerung des Muskelmagens nach ventral und kaudal

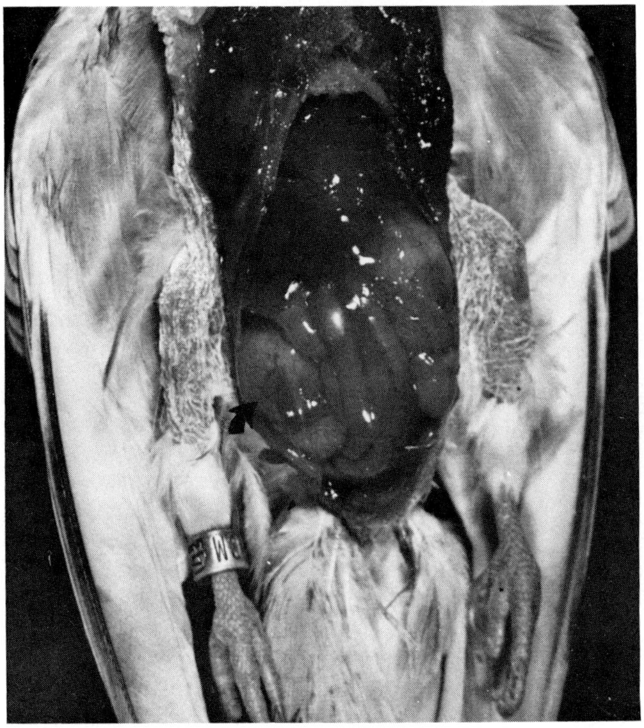

Abb. 3.17 Pathologisch-anatomisches Bild des Wellensittichs von Abb. 3.16 mit Nierentumor (Pfeil)

Eine Einengung der Aufhellungsbereiche der Abdominalluftsäcke ist die Folge einer Ausdehnung von Zubildungen oder Flüssigkeitsansammlungen. In der ventrodorsalen Röntgenaufnahme sind die abdominalen Luftsäcke etwa symmetrisch. Der Verlust dieser Symmetrie zeigt entweder ein Vordringen von Zubildungen in diesen Bereich an oder ist eine Verschattung infolge einer Flüssigkeitsansammlung (Abb. 3.25). Bei ungünstiger Lagerung des Vogels sind solche Veränderungen nicht immer auf dem Röntgenbild sichtbar. In der Lateralansicht werden die Aufhellungen der Luftsäcke, die normalerweise zwischen den Lungenflügeln, den Nieren und dem Muskelmagen liegen, als einheitlicher Raum abgebildet oder aber überlagert.

Die Bauchhöhle der Vögel wird durch starre Knochenstrukturen begrenzt, die nur eine geringe Ausdehnung zulassen. Aus diesem Grunde haben abdominale Umfangsvermehrungen immer ein ähnliches Aussehen des Bauches zur Folge. Dennoch lassen sich im Röntgenbild häufig noch Details des Eingeweidetraktes erkennen. Bei Flüssigkeitsansammlungen im Bauchbereich geht jedoch durch eine diffuse Verschattung die Abgrenzung der einzelnen Organe verloren.

Dilatationen im Verdauungstrakt durch Gas oder Flüssigkeit lassen sich auf Anschoppungen, Verlegungen oder Entzündungen der einzelnen Organabschnitte zurückführen (Abb. 3.5). Obstipationen und Obstruktionen treten jedoch sehr selten auf. (Siehe auch die Darstellung im Abschnitt „Röntgenkontrastuntersuchungen".) Eine Schichteibildung (Eiperitonitis) zieht oft gespannte, gedehnte und gasgefüllte Darmschlingen mit Aszitis nach sich. Eine Peritonitis anderer Ätiologie kann jedoch zu den gleichen röntgenologischen Befunden führen (Abb. 3.26 u. 3.27). Eine durch Gas aufgeblähte Duodenalschlinge kann, wie bei anderen Haustieren auch, Anzeichen für eine Pankreatitis sein, dieses Krankheitsbild ist bei Vögeln jedoch selten (Abb. 3.28). Luftschlucken kann ebenfalls zu übermäßigen Gasansammlungen in den Darmschlingen führen, ohne daß dies auf eine Darmerkrankung hinweisen muß.

Röntgenologische Veränderungen der Organgröße und -dichte lassen sich am besten an den Nieren diagnostizieren. Eine generelle Vergrößerung mit oder ohne Zunahme der Parenchymverdichtung läßt den Verdacht auf eine Nephritis zu (Abb. 3.29 u. 3.30). Ein härterer Röntgenschatten ohne Organvergrößerung wird bei exsikkotischen Vögeln und bei Vorliegen einer Nierengicht festgestellt (Abb. 3.31 u. 3.32).

Die richtige Beurteilung von Röntgenaufnahmen, die von fettleibigen Vögeln mit Verdacht auf eine Erkrankung im Abdominalbereich angefertigt wurden, bereitet einige Schwierigkeiten. Eine zu starke intraabdominale Fetteinlagerung kann zur Verdrängung eines Organs, zur diffusen Verschattung des Bauchraumes und zur Einengung der Luftsäcke führen. Bei Interpretation der Röntgenbilder von adipösen Vögeln mit entsprechendem Krankheitsverdacht sollte dies stets berücksichtigt werden (Abb. 3.33).

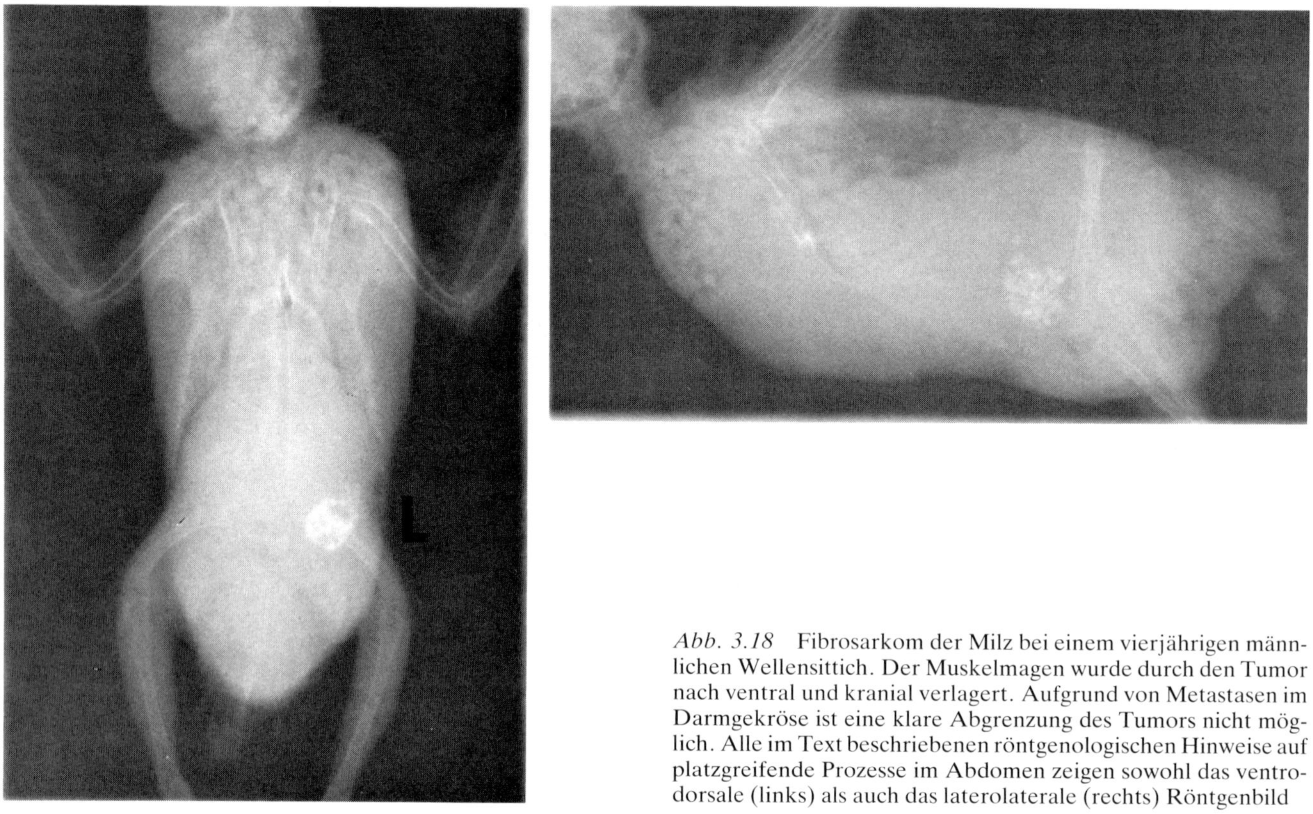

Abb. 3.18 Fibrosarkom der Milz bei einem vierjährigen männlichen Wellensittich. Der Muskelmagen wurde durch den Tumor nach ventral und kranial verlagert. Aufgrund von Metastasen im Darmgekröse ist eine klare Abgrenzung des Tumors nicht möglich. Alle im Text beschriebenen röntgenologischen Hinweise auf platzgreifende Prozesse im Abdomen zeigen sowohl das ventrodorsale (links) als auch das laterolaterale (rechts) Röntgenbild

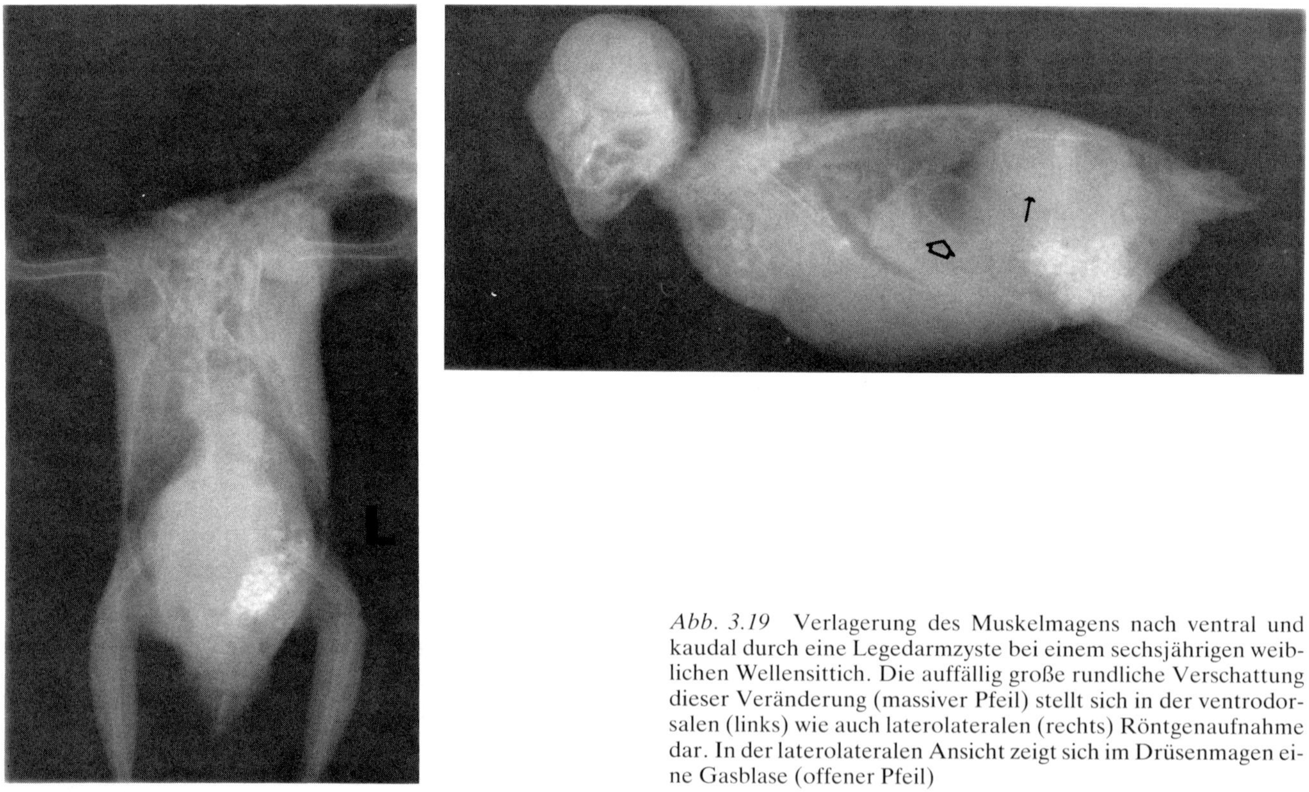

Abb. 3.19 Verlagerung des Muskelmagens nach ventral und kaudal durch eine Legedarmzyste bei einem sechsjährigen weiblichen Wellensittich. Die auffällig große rundliche Verschattung dieser Veränderung (massiver Pfeil) stellt sich in der ventrodorsalen (links) wie auch laterolateralen (rechts) Röntgenaufnahme dar. In der laterolateralen Ansicht zeigt sich im Drüsenmagen eine Gasblase (offener Pfeil)

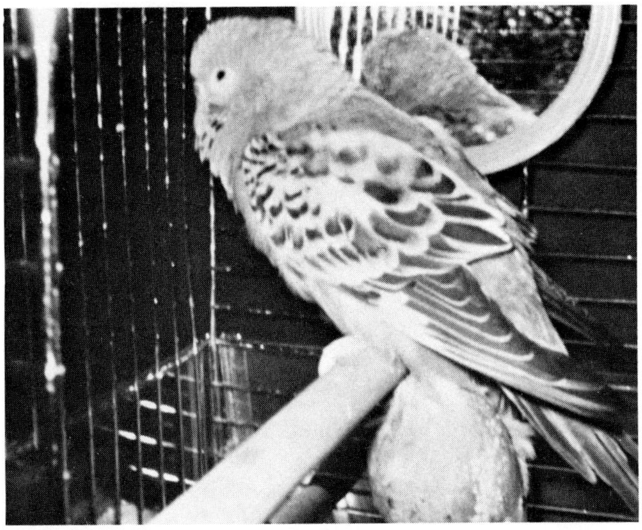

Abb. 3.20 Abdominal-Hernie bei einem fünfjährigen weiblichen Wellensittich mit Verdacht auf eine ovarielle Hormonimbalanz

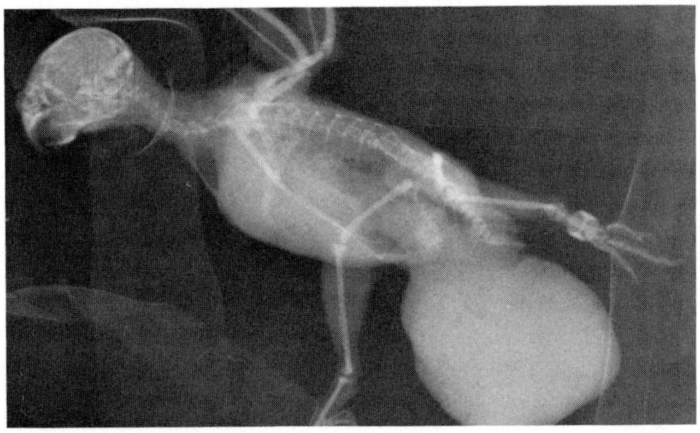

Abb. 3.21 Laterolaterales Röntgenbild des Wellensittichs von Abb. 3.20, Darmschlingen sind in den Bruchsack vorgefallen. Die diffuse Verschattung der Organkonturen beruht auf einer zusätzlichen Flüssigkeitsansammlung. Besonders auffällig an dieser Röntgenaufnahme ist eine starke Kontrastierung der Knochen infolge generalisierter Hyperostose (nähere Erklärung im Text)

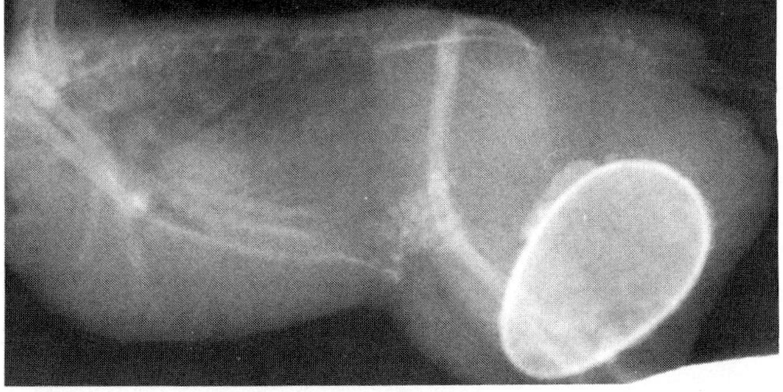

Abb. 3.22 Abdominal-Hernie bei einem zweijährigen Wellensittich mit chronischer Legenot. Im laterolateralen Röntgenbild sieht man ein sehr großes rauhschaliges Ei im Bruchsack. Darüber hinaus ergeben sich auch Hinweise auf eine zu starke Kontrastierung aller Knochen

Röntgenbefunde bei Erkrankungen im Brusthöhlenbereich

Erkrankungen im Bereich der Brusthöhle können zu folgenden Röntgenbefunden führen:

1. Verschattungen im Bereich der Luftsäcke,
2. Verschattungen des Lungengewebes,
3. Hervortreten der Mesobronchen ohne Kontrastmittel,
4. Luftschlucken und
5. subkutane Emphyseme.

Verschattungen im Luftsackbereich können wenig auffällig als diffuse Schleier (Abb. 3.34) nach einer Trübung der Luftsackwände im Verlauf einer Luftsackentzündung oder als harte Röntgenschatten nach vollständiger Verschwartung der Luftsäkke auftreten. Eine fortgeschrittene Verschwartung der Luftsäcke zeigt sich in der Lateralansicht als geradlinige oder wolkige Verschattung, die, abhängig vom Ausmaß der Veränderungen, die Strukturen abdominal gelegener Organe und das Herz überdecken kann (Abb. 3.35 u. 3.36). Im ventrodorsalen Röntgenbild sieht man eine totale oder partielle Verschattung der Luftsäcke oder nur ein abgestumpftes Ende der Abdominalluftsäcke (Abb. 3.37 u. 3.38). Die Möglichkeit, die Veränderungen deutlich zu erkennen, hängt von der Menge der in den Luftsäcken vorhandenen Flüssigkeit oder des Exsudates ab. In der Regel sind die röntgenologisch sichtbaren Veränderungen auf ein käsiges Exsudat (Eiter) zurückzuführen, das sich infolge einer Infektion oder Hypovitaminose A bildet.

Ein Hervortreten des pulmonalen „Netz"-Musters kann durch entzündliche Reaktionen im Bereich der Parabronchen und Mesobronchen hervorgerufen werden. In wenigen Fällen läßt sich während einer Atemwegserkrankung der Mesobronchus (Mesobronchogramm), vermutlich als Folge einer Entzündung im Bereich des mesobronchialen Gewebes, erkennen (Abb. 3.39). Ein Verschwimmen der netzförmigen Lungenstrukturen resultiert aus einer Auffüllung des Gewebes mit flüssigem oder käsigem Exsudat und ist röntgenologisch als dichter Röntgenschatten zu diagnostizieren. Die meisten Verschattungen im Lungenbereich werden durch eitriges Exsudat verursacht, wie es im Verlauf von infektiösen Prozessen und einem Vitamin A-Mangel auftritt, oder sie sind die Folge traumatisch bedingter Lungenblutungen (Abb. 3.40, 3.41 u. 3.42). Lungenödeme und Lungenneoplasien gelten als seltene Befunde. Bei kleineren Vogelarten können intraabdominale Zubildungen eine Verdichtung des Lungengewebes und einen venösen Rück-

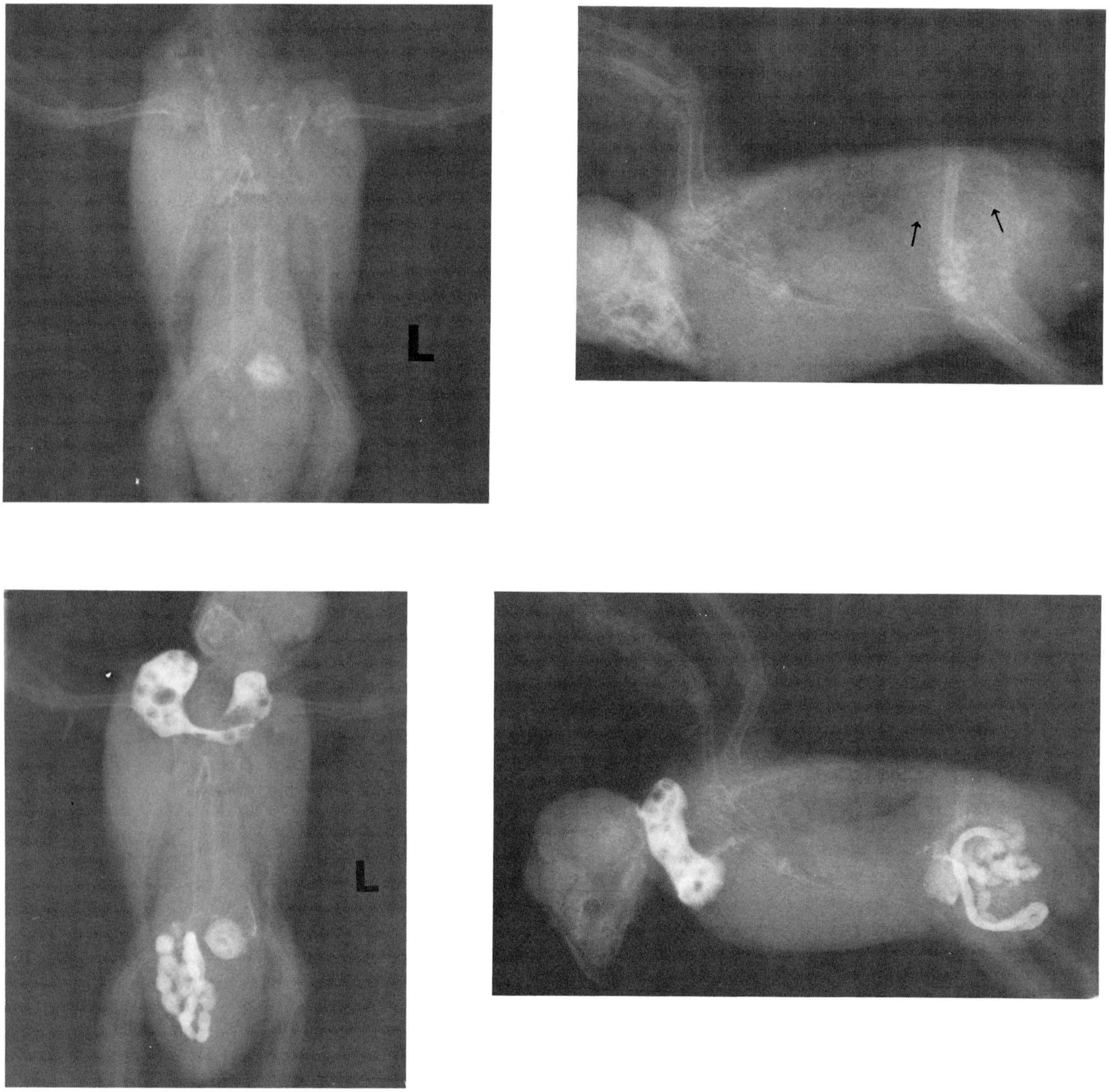

Abb. 3.23 Laterolaterale Röntgenaufnahme mit auffälliger Verschattung im dorsalen Abdomen (Pfeil) bei einem dreijährigen Wellensittich mit blauer Nasenwachshaut. Der Vogel wurde vorgestellt wegen Kotveränderungen und Apathie. Eine Bariumkontrastbrei-Serie (untere Reihe, Aufnahme nach 1 Stunde) zeigte, daß die Zubildung nicht auf den Darmtrakt übergegriffen hatte, aber eine Darmverlegung nach rechts verursachte. Anläßlich einer Operation wurden ein hypertrophierter Legedarm und eine Leberveränderung, die für die klinischen Symptome verantwortlich schien, gefunden

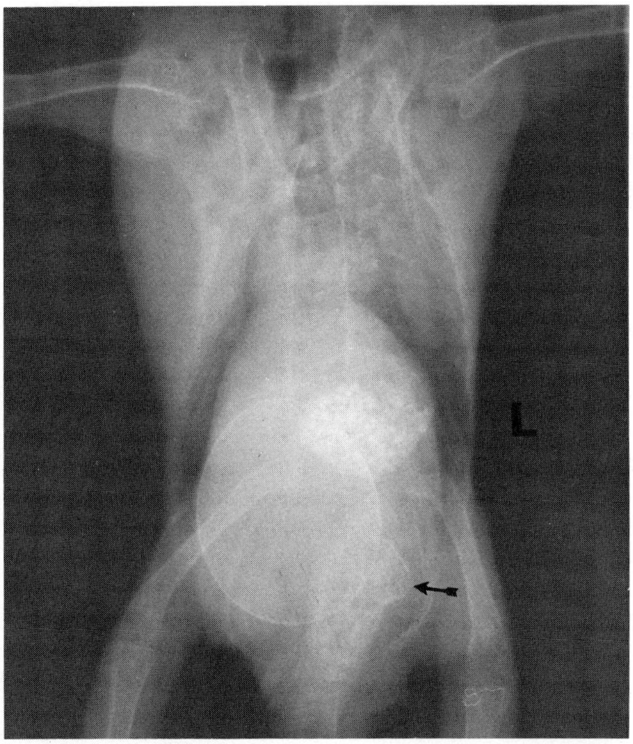

Abb. 3.24 Legenot bei einem Glatzenkopf-Papagei (Pionus senilis). Auf dem ventrodorsalen Röntgenbild sieht man eine zusammengeschobene Eischale im Legedarm, das intakte Ei lag frei in der Bauchhöhle

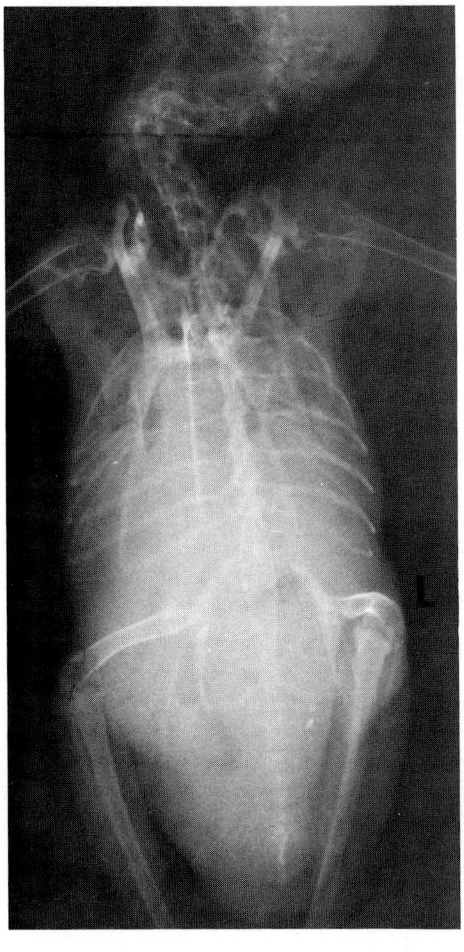

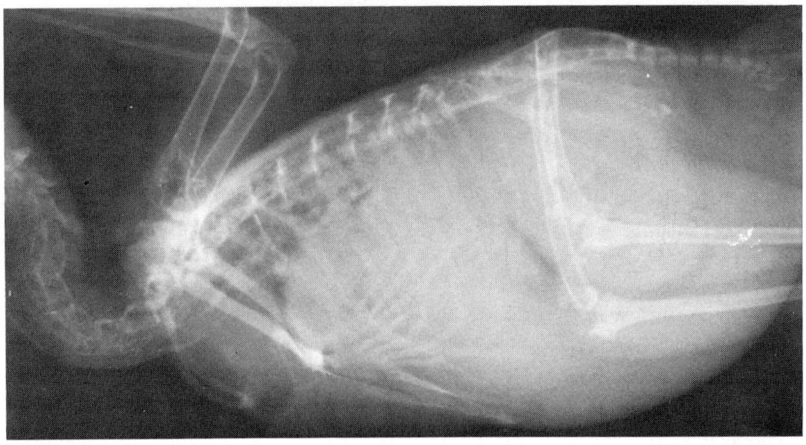

Abb. 3.25 Aszites bei einem fünfjährigen Beo (Gracula religiosa) mit kongestiver Kardiomyopathie. Eine diffuse Verschattung durch die Flüssigkeitsansammlung überdeckt klare Organdetails in der ventrodorsalen (links) und der laterolateralen (rechts) Aufnahme

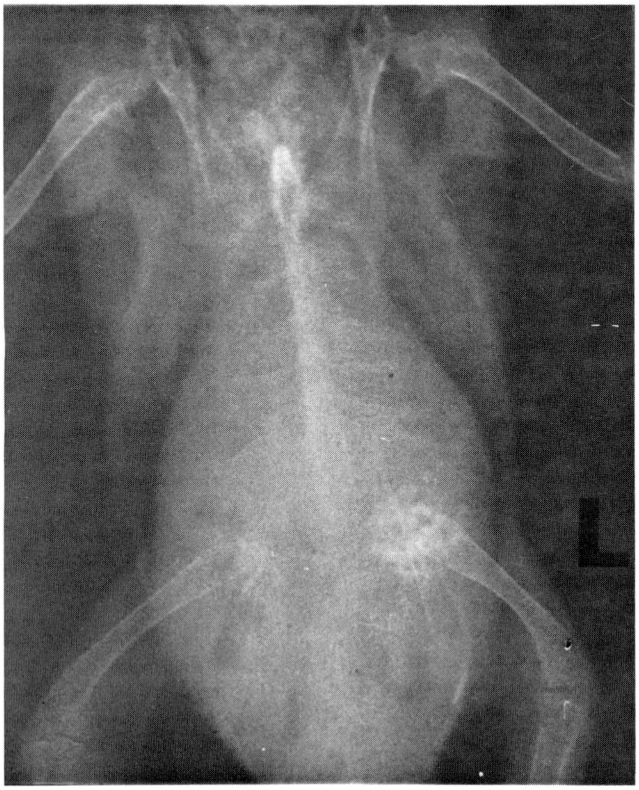

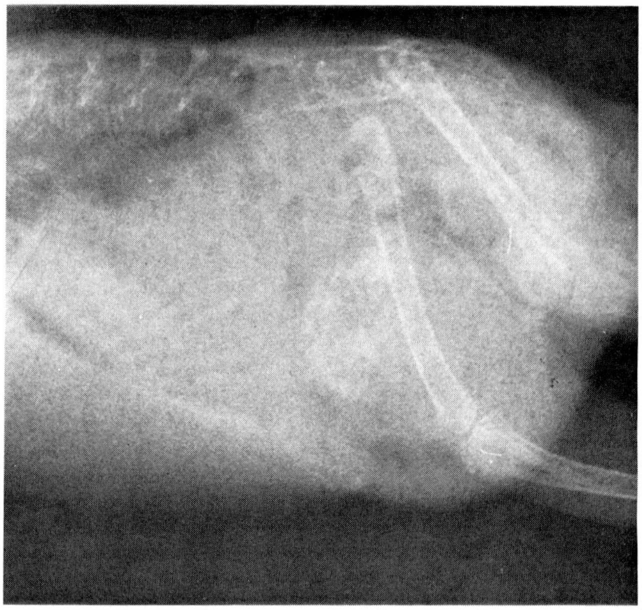

Abb. 3.26 Schichteibildung bei einem zweijährigen Pfirsichköpfchen (Agapornis roseicollis). In der ventrodorsalen Röntgenaufnahme sind deutlich die stark erweiterten gasgefüllten Darmschlingen bei allgemein diffuser Verschattung im Abdominalbereich zu sehen

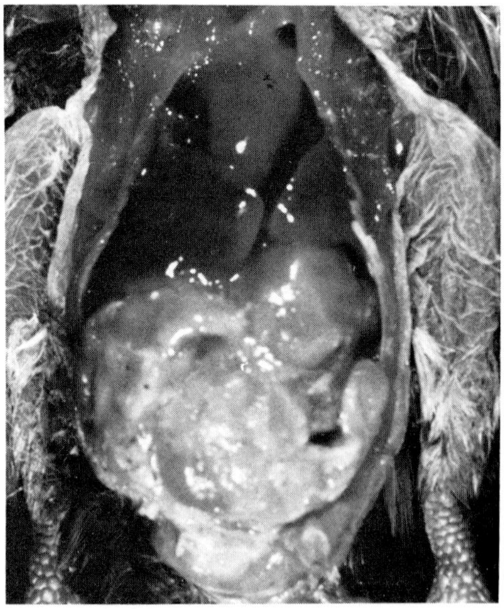

Abb. 3.27 Pathologisch-anatomisches Bild des Pfirsichköpfchens aus Abb. 3.26 mit Schichteibildung

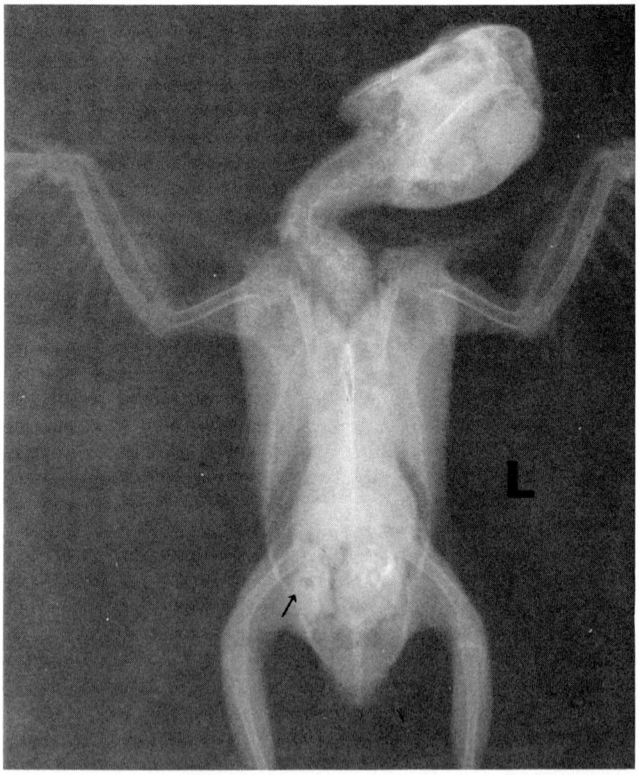

Abb. 3.28 Ventrodorsale Röntgenaufnahme eines zweijährigen Schwarzköpfchens (Agapornis personata) mit Gasansammlung (oberhalb des Pfeils) in der Duodenalschleife infolge Pankreatitis

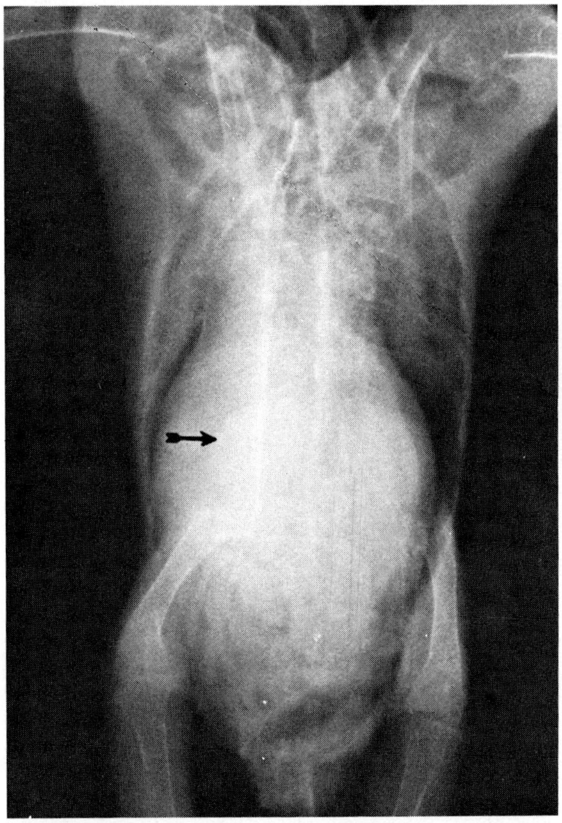

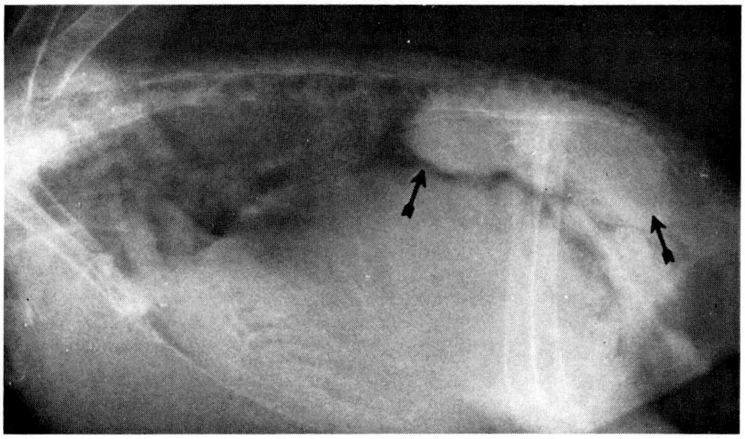

Abb. 3.29 Pyelonephritis bei einer jungen Weißstirnamazone (Amazona albifrons albifrons). Die vergrößerte Nierenverschattung (Pfeil) ist neben einer Leberschwellung in der ventrodorsalen (links) und der laterolateralen (rechts) Aufnahme deutlich

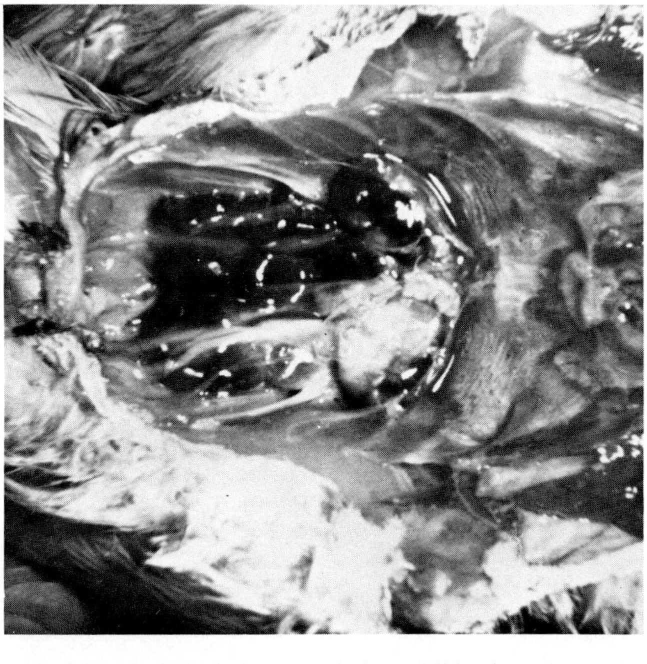

Abb. 3.30 Pathologisch-anatomisches Bild der Amazone (Abb. 3.29) mit dem röntgenologisch sichtbar vergrößerten Nieren

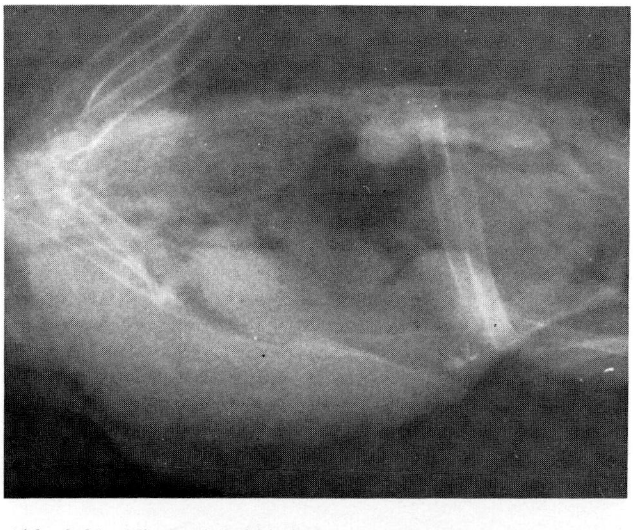

Abb. 3.31 Nierengicht bei einem zweijährigen Goldkopfsittich (Aratinga auricapillus aurifrons). In der laterolateralen Röntgenaufnahme wird ein verdichteter Nierenschatten deutlich

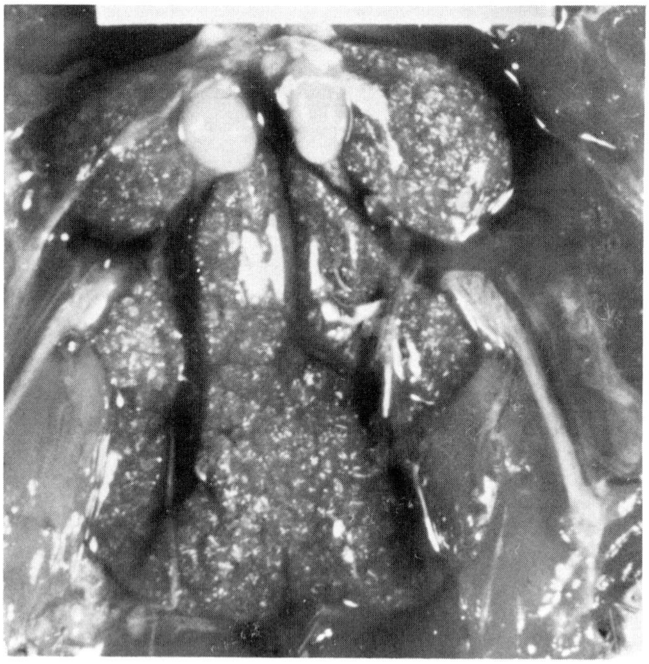

Abb. 3.32 Pathologisch-anatomisches Bild des Sittichs (Abb. 3.31) mit massiven Uratablagerungen in der Niere

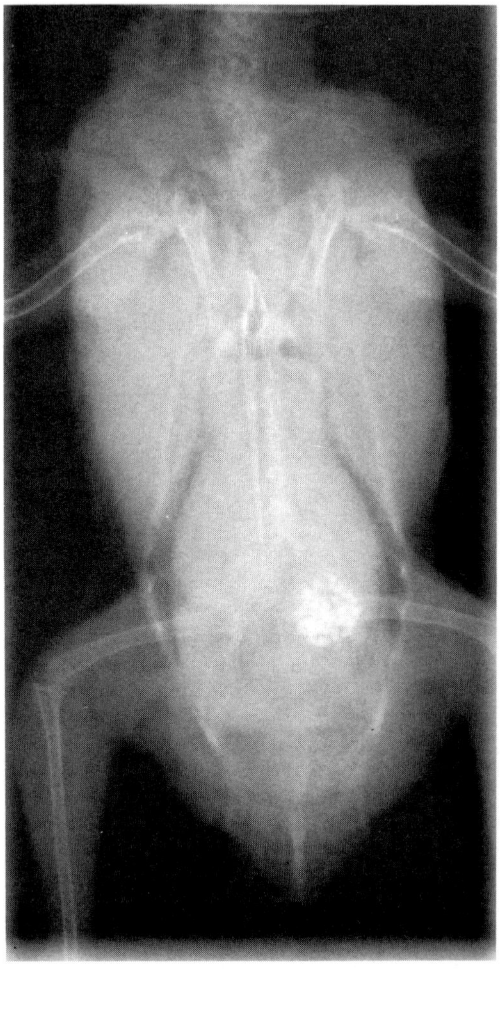

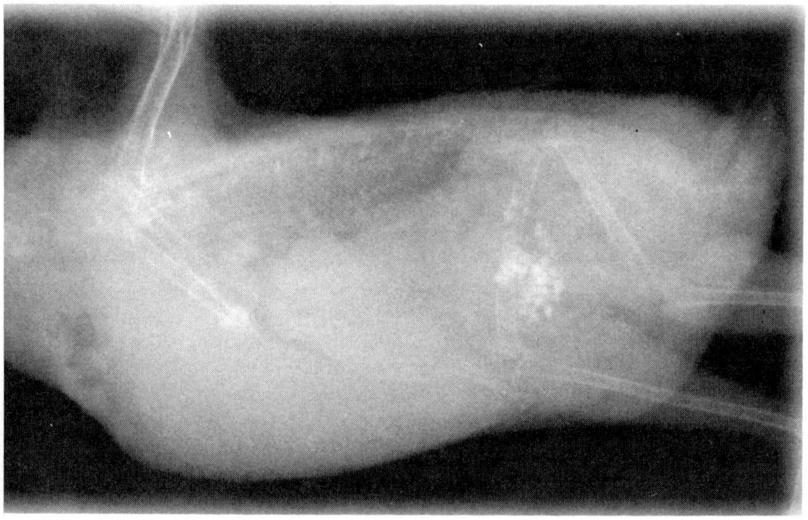

Abb. 3.33 Adipöser Sittich mit einigen röntgenologischen Veränderungen, die den Verdacht auf eine Erkrankung der abdominalen Bauchorgane zulassen

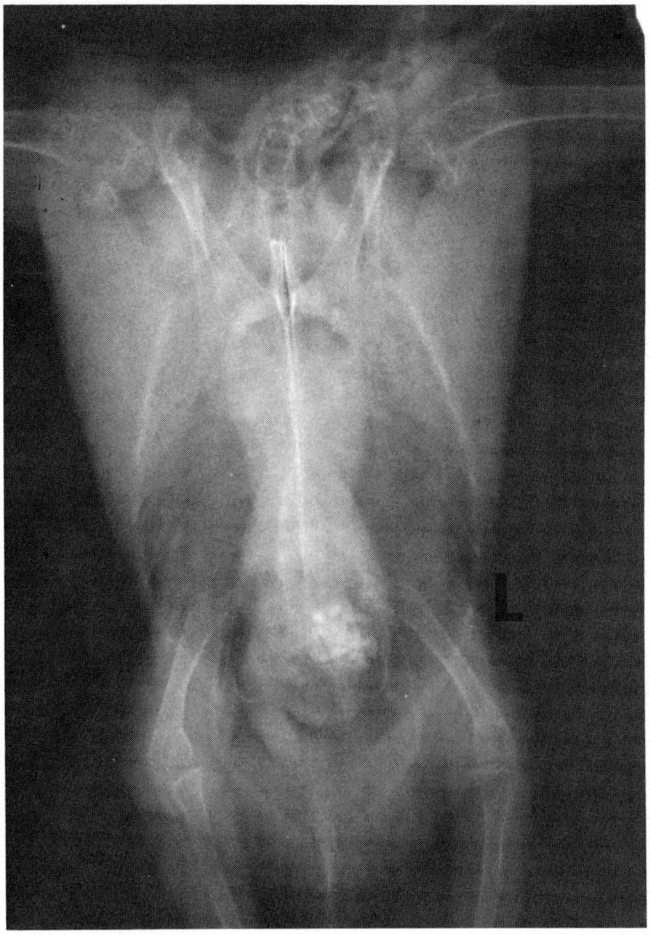

Abb. 3.34 Zweijähriger Nymphensittich (Nymphicus hollandicus) mit Aerosacculitis. In der ventrodorsalen Röntgenaufnahme ist eine schleierartige Verschattung im Bereich der thorakalen und abdominalen Luftsäcke zu sehen

stau (der dann seinerseits zu Lungenverschattungen oder Lungenödemen führt) hervorrufen.

Luftschlucken als Symptom einer Atemnot kann eine übermäßige Gasansammlung im Darm bewirken (Abb. 3.43); ein subkutanes Emphysem (Abb. 3.44) bildet sich manchmal nach einer Ruptur des Klavikularluftsackes durch Erkrankung oder Trauma.

Röntgenveränderungen im Bereich der oberen Luftwege treten nicht häufig auf. Fremdkörper in der Trachea, Abszesse, bedingt durch einen Vitamin A-Mangel (Abb. 3.35), Aspergillome und Parasitengranulome (Abb. 3.45) sind nur in wenigen Fällen auf Röntgenbildern zu sehen.

Erkrankungen des Skeletts

Erkrankungen des Skeletts führen zu nachfolgenden Röntgenbefunden:

1. Veränderung der Knochendichte,
2. Frakturen,
3. Tumoren und
4. Gewebsschwellungen.

Eine generalisierte Abnahme der Knochendichte mit oder ohne Frakturen wird häufig im Verlauf von Knochenstoffwechselstörungen, bedingt durch Vitamin D_3- und Kalzium-Phosphor-Imbalanzen, festgestellt (Abb. 3.46). Ein lokalisierter Verlust der Knochendichte kann auf Osteomyelitis oder eine Neoplasie zurückzuführen sein.

Eine Osteomyelosklerose des Knochenmarks, verbunden mit einem erhöhten Östrogenspiegel, tritt bei weiblichen Vögeln auf (Abb. 3.47). Zwar läßt sich bei jedem legenden weiblichen Vogel eine zunehmende Verdichtung des Knochenmarks beobachten, jedoch nicht in dem Ausmaß, wie es infolge eines pathologischen Anstiegs des Östrogenspiegels festgestellt werden kann. Die übermäßige Bildung von Östrogen, manchmal begleitet von Ovarialzysten, bewirkt eine lokalisiert multiple Zunahme der Knochendichte, eine polyostotische Hyperostose.

Frakturen lassen sich zweifelsfrei und markant auf Röntgenbildern erkennen und werden aus diesem Grund hier nicht in allen Einzelheiten diskutiert (Abb. 3.48 u. 3.49). (Siehe auch Kapitel 4.) Obwohl auch Knochenstoffwechselstörungen, Tumoren des Bindegewebes, die auf den Knochen übergreifen, primäre Knochentumoren und Infektionen Knochenbrüche zur Folge haben können, werden die meisten Frakturen jedoch durch traumatische Einflüsse verursacht.

Primäre Knochentumoren und Tumormetastasen sowie Osteomyelitis werden sehr selten bei Vögeln diagnostiziert. Stellt man Knochenabbau und/oder Proliferationen der Knochenhaut fest, besteht der Verdacht auf eine Knochenneoplasie. Sofern man sich nur auf die röntgenologischen Befunde stützt, lassen sich Osteomyelitis (Abb. 3.50) und Neoplasien (3.51) in der Regel nicht unterscheiden, eine sichere Diagnosestellung ist in solchen Fällen nur durch Biopsie und Erregerisolation möglich.

Gelenksentzündungen unterschiedlichster Ätiologie sind in der Vogelpraxis ein häufiger Befund. Die Gelenkgicht läßt sich röntgenologisch nicht sicher darstellen, adspektorisch ist sie jedoch an den Füßen sehr deutlich zu erkennen und tritt darüber hinaus auch an Flügeln und der Wirbelsäule auf. Die infektiös bedingte Arthritis stellt eine Kompli-

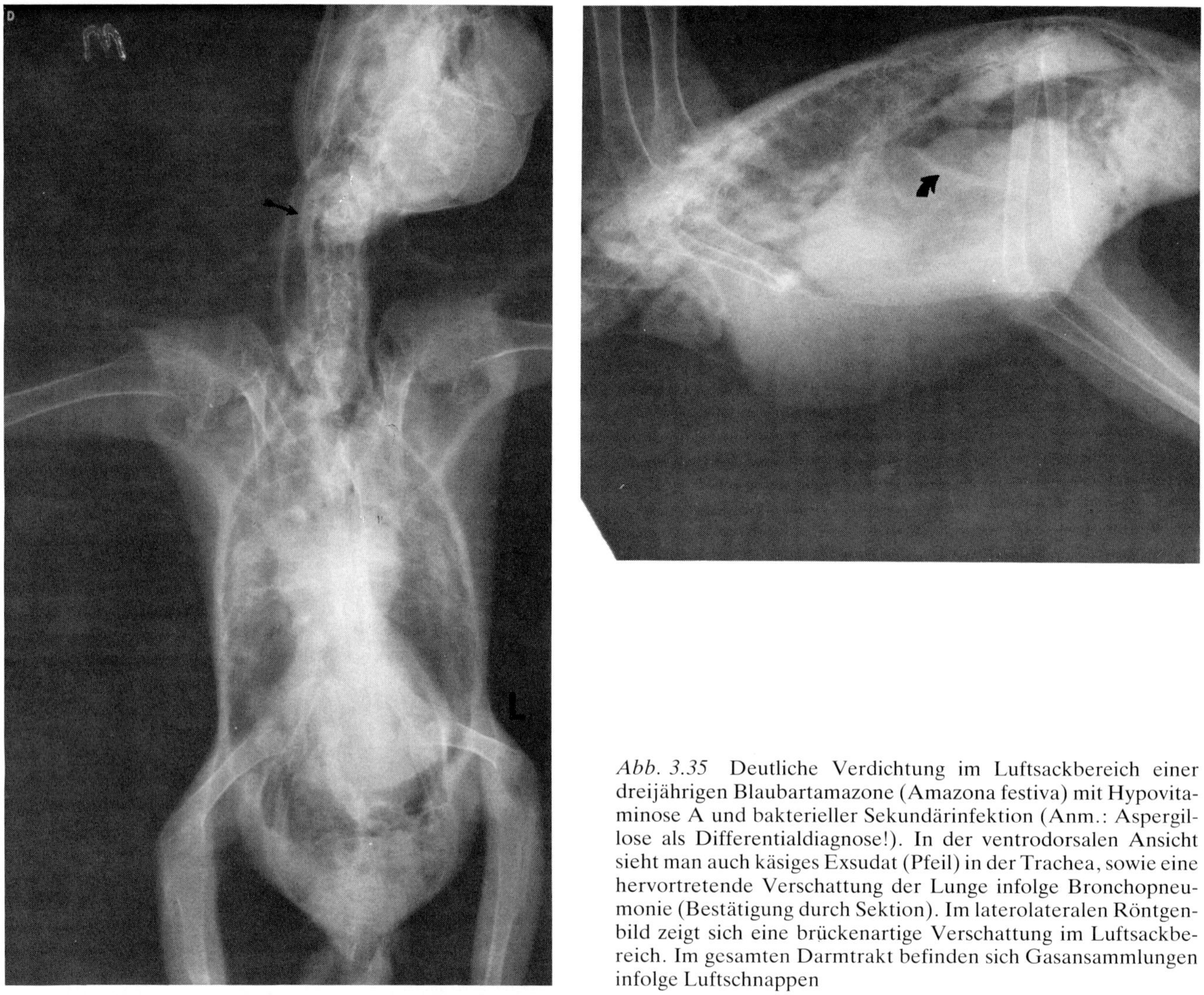

Abb. 3.35 Deutliche Verdichtung im Luftsackbereich einer dreijährigen Blaubartamazone (Amazona festiva) mit Hypovitaminose A und bakterieller Sekundärinfektion (Anm.: Aspergillose als Differentialdiagnose!). In der ventrodorsalen Ansicht sieht man auch käsiges Exsudat (Pfeil) in der Trachea, sowie eine hervortretende Verschattung der Lunge infolge Bronchopneumonie (Bestätigung durch Sektion). Im laterolateralen Röntgenbild zeigt sich eine brückenartige Verschattung im Luftsackbereich. Im gesamten Darmtrakt befinden sich Gasansammlungen infolge Luftschnappen

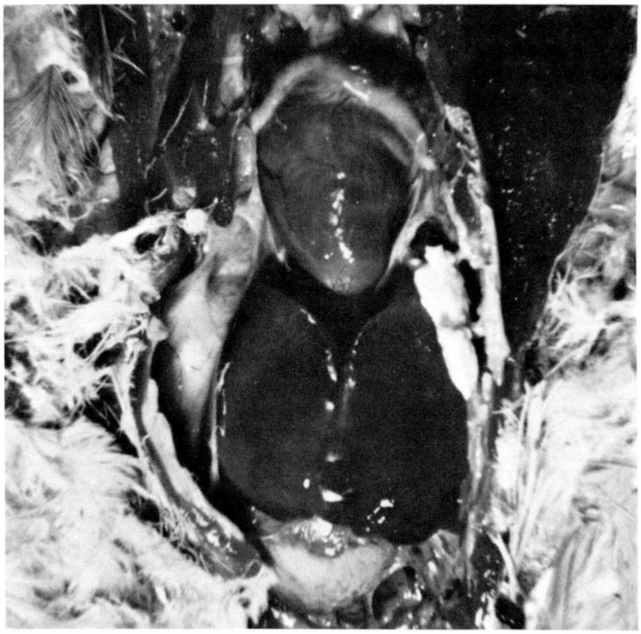

Abb. 3.36 Pathologisch-anatomisches Bild der Blaubartamazone (Abb. 3.35) mit käsigem Exsudat in den Luftsäcken (Anm.: Aspergillose als Differentialdiagnose!)

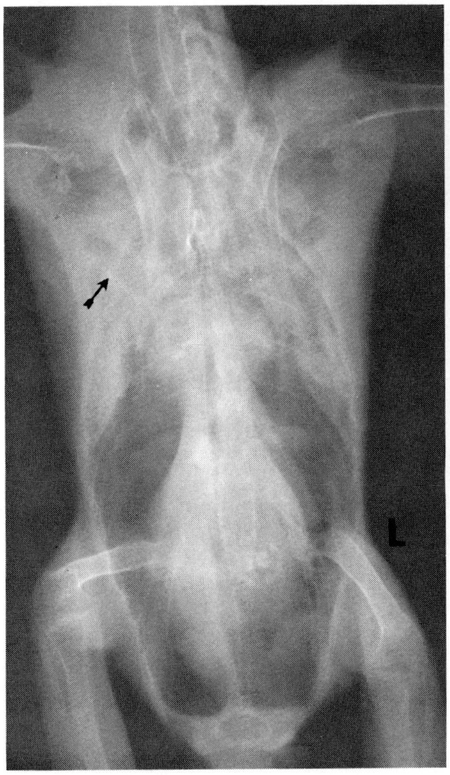

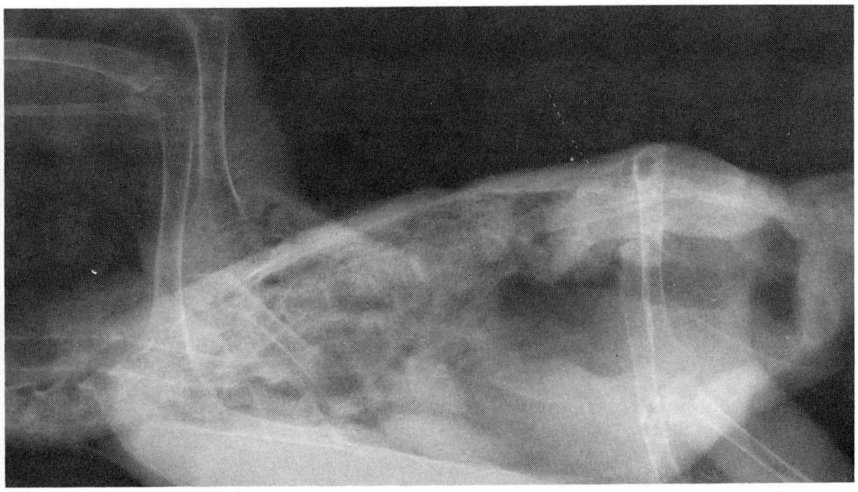

Abb. 3.37 Organisierte Aerosacculitis und Bronchopneumonie bei einer Surinam-Amazone (Amazona ochrocephala ochrocephala). Im laterolateralen Röntgenbild (rechts) werden die Brusthöhlenorgane von einer wolkenähnlichen Verschattung überdeckt, ventrodorsal (links) tritt der Mesobronchus besonders kontrastiert hervor (Pfeil)

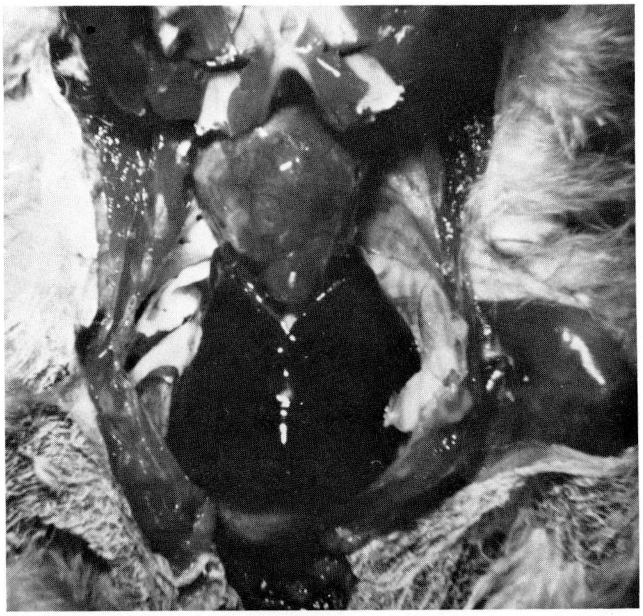

Abb. 3.38 Pathologisch-anatomisches Bild der Amazone (Abb. 3.37) mit käsigem Exsudat in den Luftsäcken (Anm.: Aspergillose als Differentialdiagnose!)

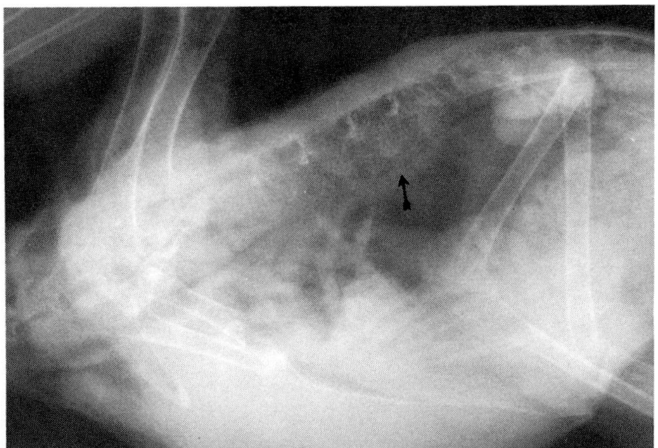

Abb. 3.39 Laterolaterales Röntgenbild einer Rotmaskenamazone (Amazona viridigenalis), das eine Aufhellung im Bereich des Mesobronchus infolge Luftansammlung zeigt (Pfeil): Dieser Vogel litt unter den Symptomen einer Atemwegserkrankung

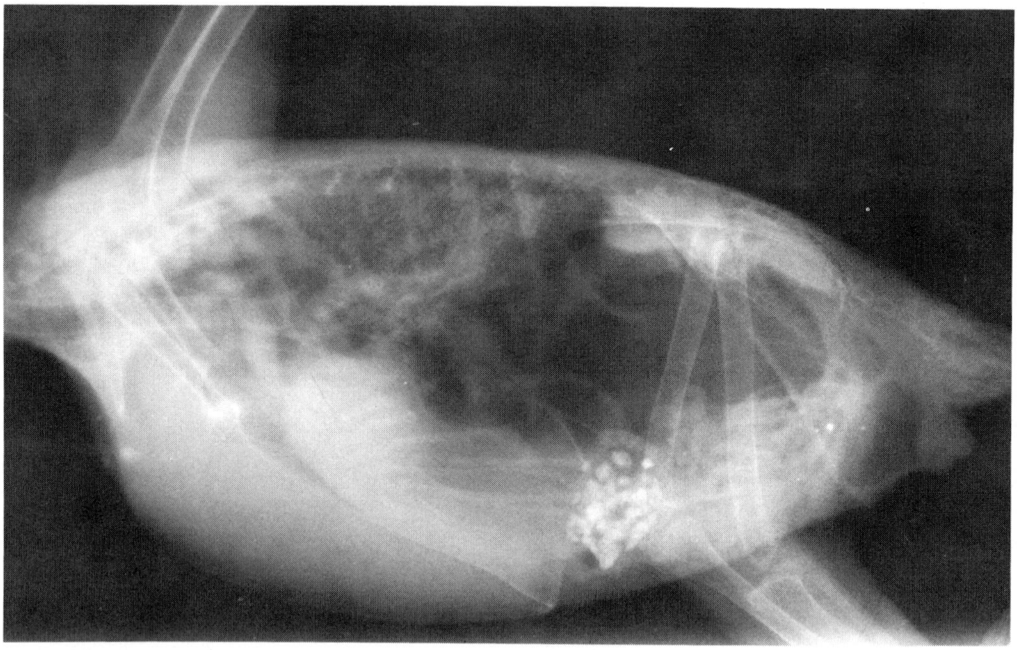

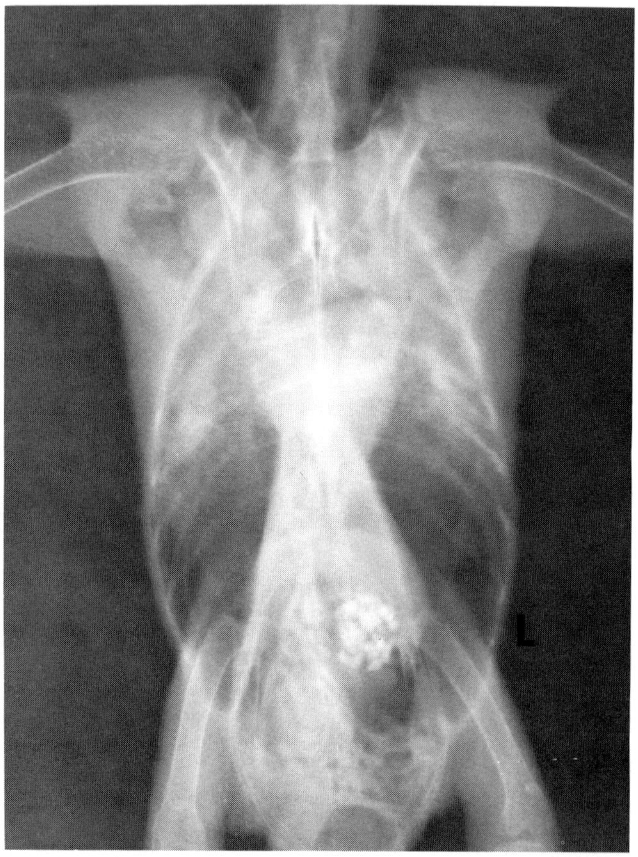

Abb. 3.40 Bronchopneumonie bei einer jungen Blaubartamazone. Im ventrodorsalen und laterolateralen Röntgenbild sieht man lokalisierte Verschattungen unter Verlust der netzartigen Lungenstrukturen

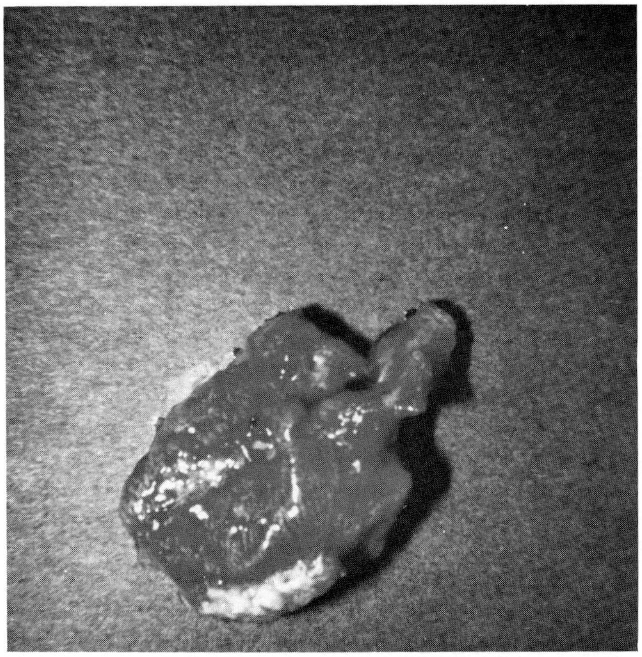

Abb. 3.41 Pathologisch-anatomisches Bild der Blaubartamazone (Abb. 3.40) mit lokalisierter purulenter Bronchopneumonie (ventrokaudaler Rand der Lungenspitze)

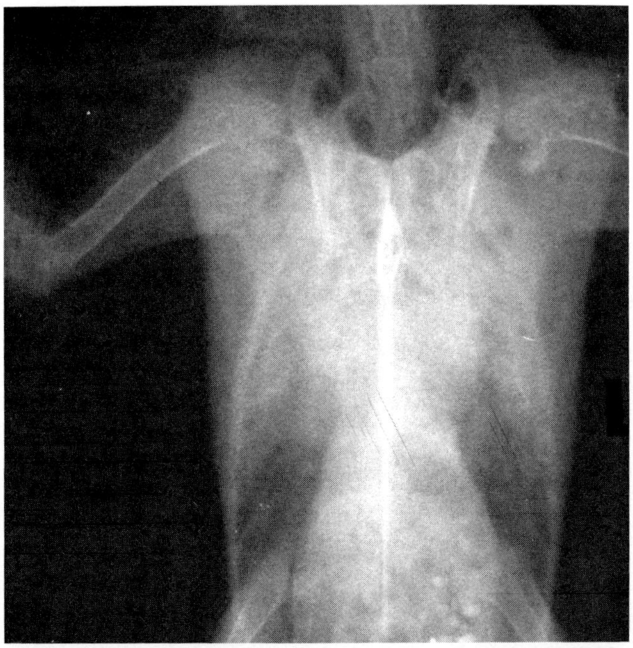

Abb. 3.42 Lungenblutung nach einem Trauma bei einer Conure (Aratinga canicularis eburnirostrum). Im ventrodorsalen Röntgenbild sieht man eine deutliche Verschattung in beiden Lungenflügeln

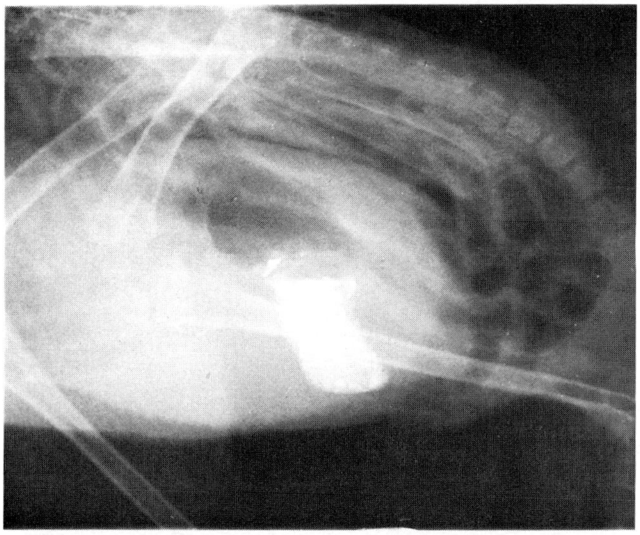

Abb. 3.43 Gasansammlung im Darmtrakt nach Luftschnappen bei einer Ente mit Verlegung der oberen Atemwege

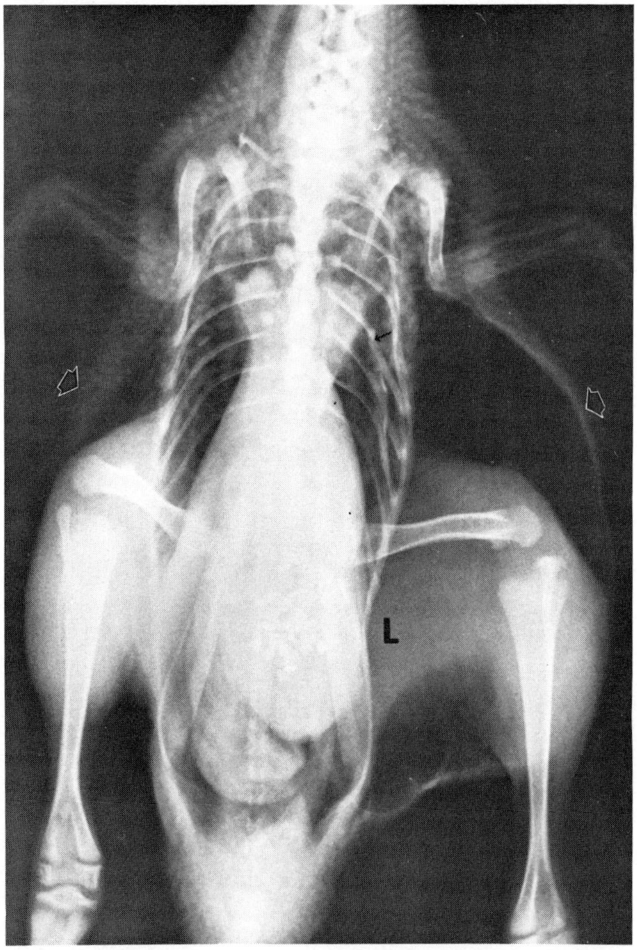

Abb. 3.44 Subkutanes Emphysem (offene Pfeile) und Rippenfrakturen (Pfeil) bei einer Ente

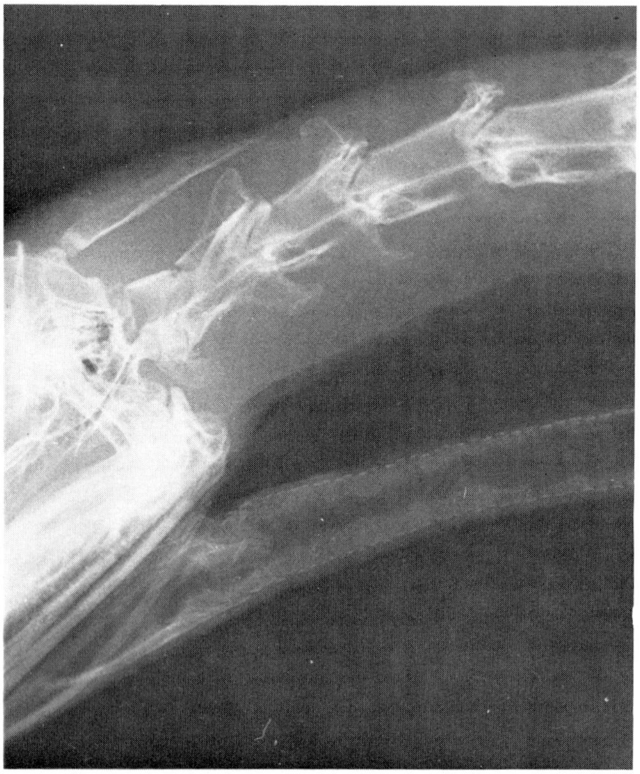

Abb. 3.45 Parasitengranulom in der Trachea bei einer Ohrenscharbe (Phalacrocorax auritus) infolge Egelbefall (Typhlocoelium)

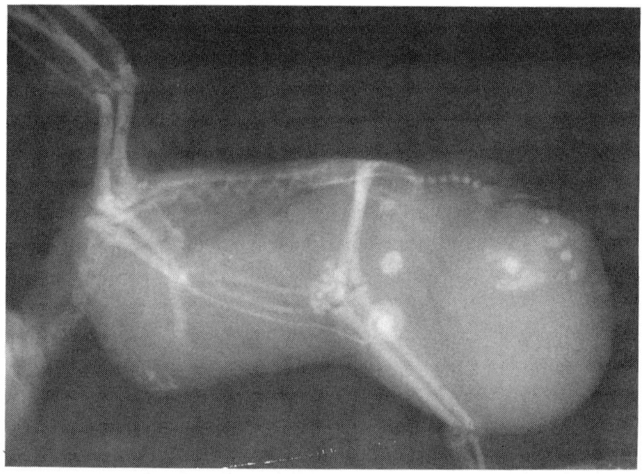

Abb. 3.47 Osteomyelosklerose des Knochenmarks bei einem sechsjährigen Wellensittich. Darüber hinaus sieht man eine Abdominal-Hernie mit Verschattung durch Flüssigkeit und Kalkeinlagerung (Legedarm-Steine, „Steineier") im Legedarm, die als abnorme Befunde während der Eibildung zu werten sind

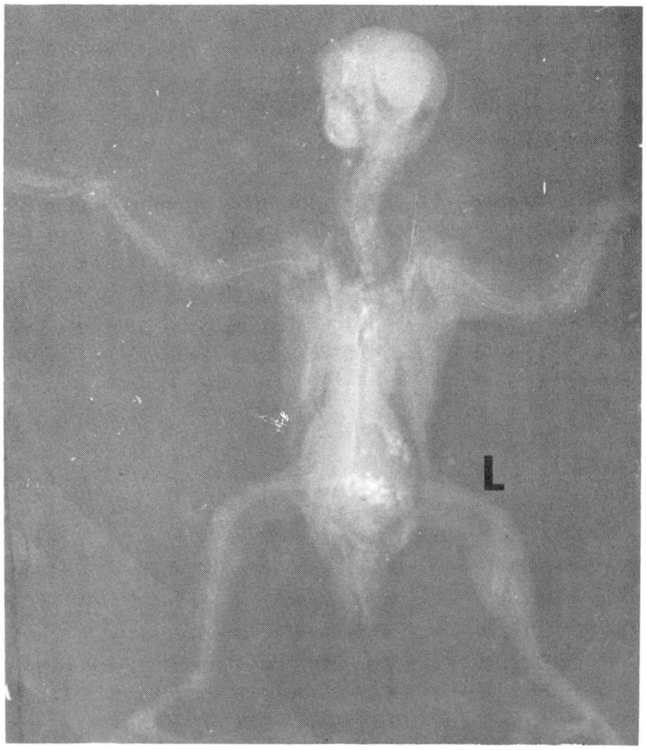

Abb. 3.46 Osteomalazie durch Kalzium- und Vitamin D_3-Imbalanz bei einem jungen Wellensittich. Es sind Frakturen von Radius und Ulna, links, und des linken Tibiotarsus zu sehen. Die Kortikalis aller Knochen ist entkalzifiziert

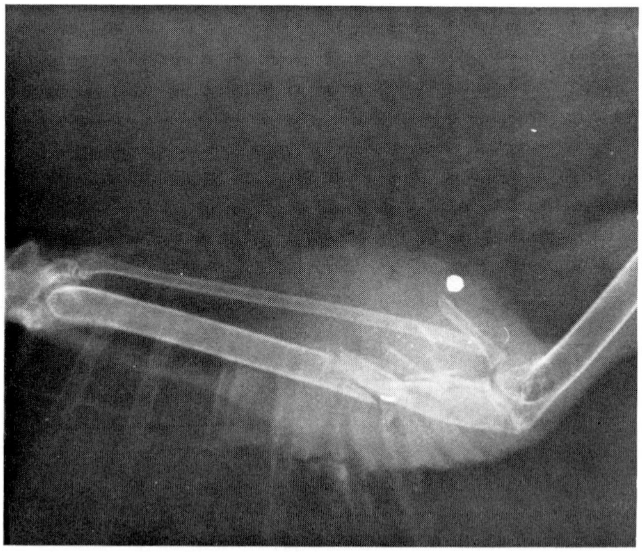

Abb. 3.48 Hohe Radius- und Ulna-Trümmerfraktur durch eine Schrotkugel bei einer Amerikanischen Krähe (Corvus brachyrynchos)

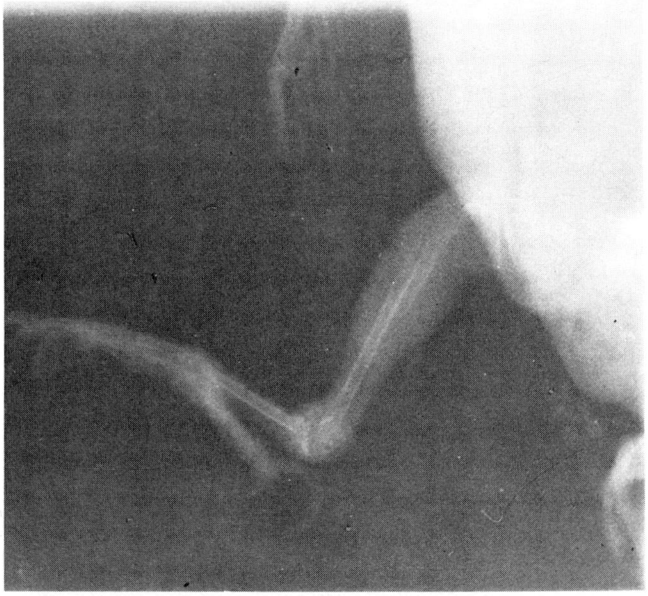

Abb. 3.49 Glatte Schaftfraktur des Tibiotarsus mit Gewebsschwellung bei einem Wellensittich. Darüber hinaus sieht man den Verlust des Gelenkspaltes und periartikuläre Osteolyse am Tibiotarsus

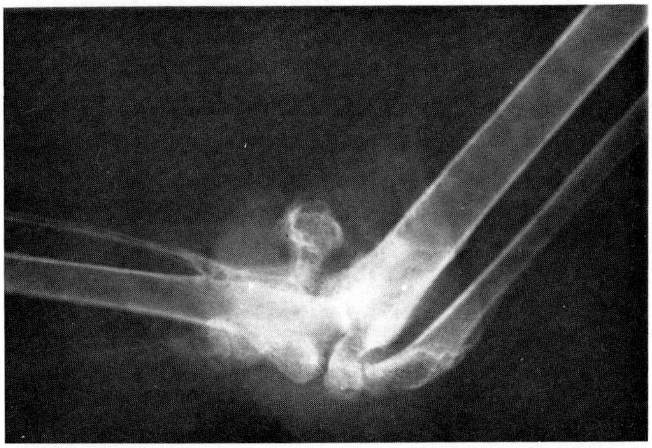

Abb. 3.50 Osteomyelitis im Handwurzelgelenk bei einem jungen Fischadler. Man sieht die Auflösung des Gelenkspaltes, Verkalkung, Exostosen und eine Dislokation des Os ulnacarpale

kation dar, die bei Wellensittichen auf eine Tendovaginitis folgt, bei Greifvögeln und Wassergeflügel nach einer Ballenentzündung und bei Tauben infolge Salmonellose auftritt. Die degenerative Osteoarthritis, eine Alterserkrankung der Vögel, wird vor allem bei alten Papageien und Weichfressern festgestellt. Bei allen Vogelarten kann gelegentlich auch eine traumatisch bedingte Gelenksentzündung auftreten. Zu den röntgenologischen Veränderungen einer Arthritis zählen Gewebsschwellungen, Verschattungen des Gelenkspaltes und periartikuläre Exostosen (Abb. 3.49 u. 3.52).

Röntgenkontrast-Untersuchungen

Über die Röntgenkontrast-Untersuchungen des Verdauungstraktes hinaus müssen weitergehende Möglichkeiten der Röntgendarstellung herangezogen und ihre Eignung zur Anwendung bei Vögeln und zur Diagnostik untersucht werden.

Bariumkontrastbrei-Serien sind einfach durchzuführen. Aufgrund eigener Erfahrungen ist es nicht unbedingt erforderlich, dem Vogel vor einer solchen Untersuchung das Futter zu entziehen. In diesem Fall findet man aber Futterkörner, von Bariumsulfat ummantelt, im Kropf und im Muskelmagen des Patienten. Versuche, den Inhalt des Magendarmtraktes durch Absaugen zu entfernen, verliefen unbefriedigend. Das Vorhandensein der Futterkörner stört die Röntgenkontrast-Untersuchung im allgemeinen jedoch auch nicht. Der Futterinhalt im Kropf kann aber Anlaß dazu sein, das zu verabreichende Kontrastbrei-Volumen zu verringern. Falls der Vogel regurtiert, wird die Manipulation mit dem Vogel sofort unterbrochen. Bariumsulfat verabreicht man mittels einer Nährsonde für Säuglinge direkt in den Kropf des Vogels. Das applizierte Bariumkontrastbrei-Volumen und der Durchmesser der verwendeten Nährsonde richten sich nach der Größe des Vogelpatienten.

Vogelart	Volumen	Sondengröße	Spekulum
Kanarienvögel, Finken	0,25–0,5 ml	1,5 mm	ohne
Sittiche	1,0–3,0 ml	1,5 mm	
Nymphensittiche, Conuren, Agaporniden	5,0 ml	3 mm	Gefäßklemme
kleinere Papageien	10 ml	5 mm	Nasenspekulum
große Papageien, Kakadus und Aras	15 ml	6–8 mm	Nasenspekulum

Der Schnabel des Vogels wird mit einem geeigneten Instrument aufgesperrt. Man hält den Vogel senkrecht mit gestrecktem Hals und führt die Sonde vorsichtig in den Kropf ein (s. Kapitel 1, Abb. 1–7).

Zur Feststellung von abnormen Röntgenbefunden und zur Auswahl der geeigneten Röntgentechnik sollten vor Verabreichung des Bariumkontrastmittels einfache Röntgenaufnahmen angefertigt werden. Der Zeitpunkt für die Röntgenaufnahme nach der Bariumkontrastbrei-Gabe hängt von dem zu untersuchenden Bereich des Verdauungstraktes ab. Bei einer normalen Röntgenkontrastbrei-Serie werden ventrodorsale und laterolaterale Röntgenaufnahmen sofort, dann 15 Min., 30 Min., 1 Std. oder 2–4 Std. und 24 Std. nach Verabreichung von

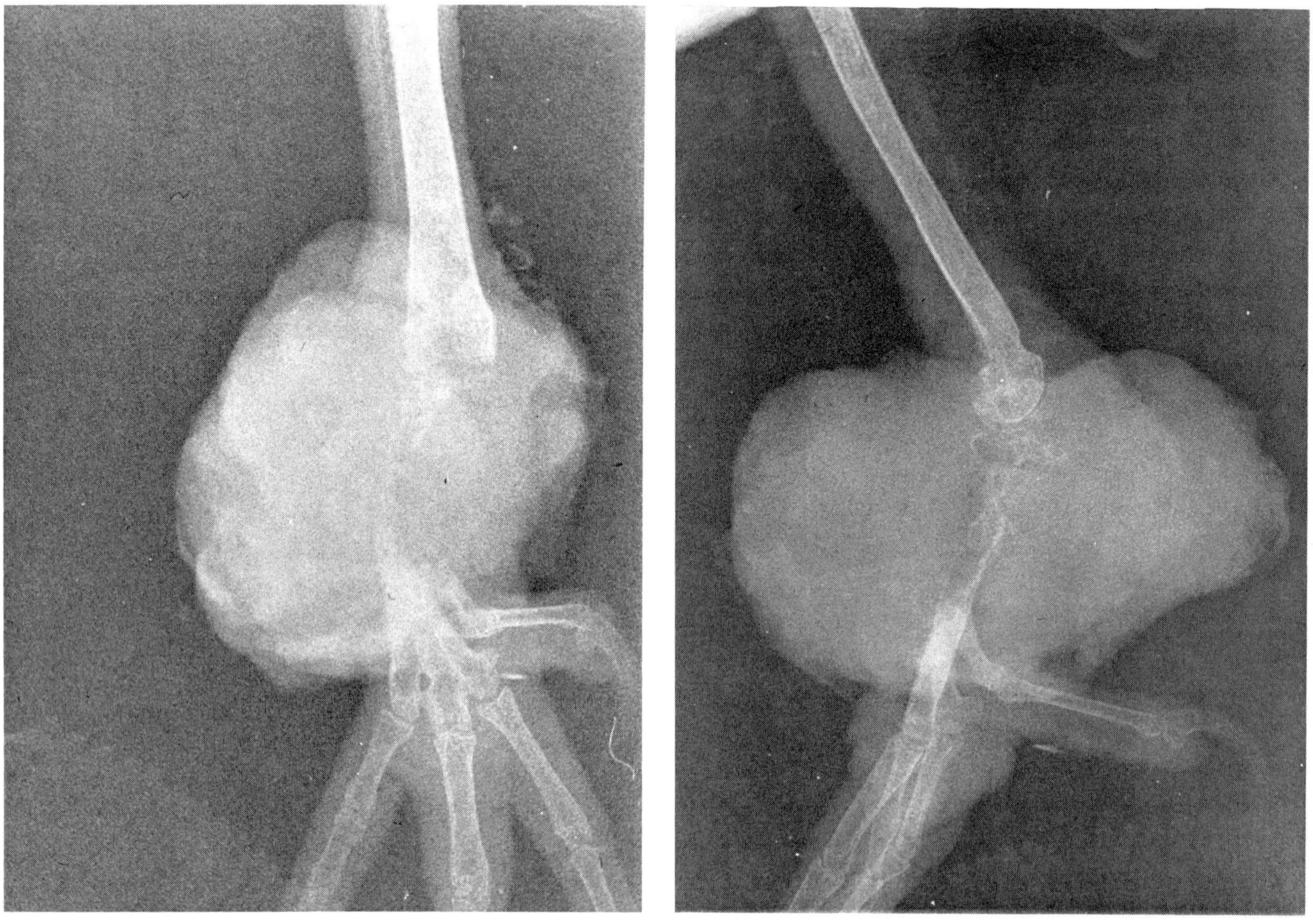

Abb. 3.51 Hämangiosarkom am Mittelfuß einer siebenjährigen Taube. Die fortgeschrittene Knochenauflösung des Tarsometatarsus und eine knotige Gewebszubildung durch den Tumor sind deutlich dargestellt

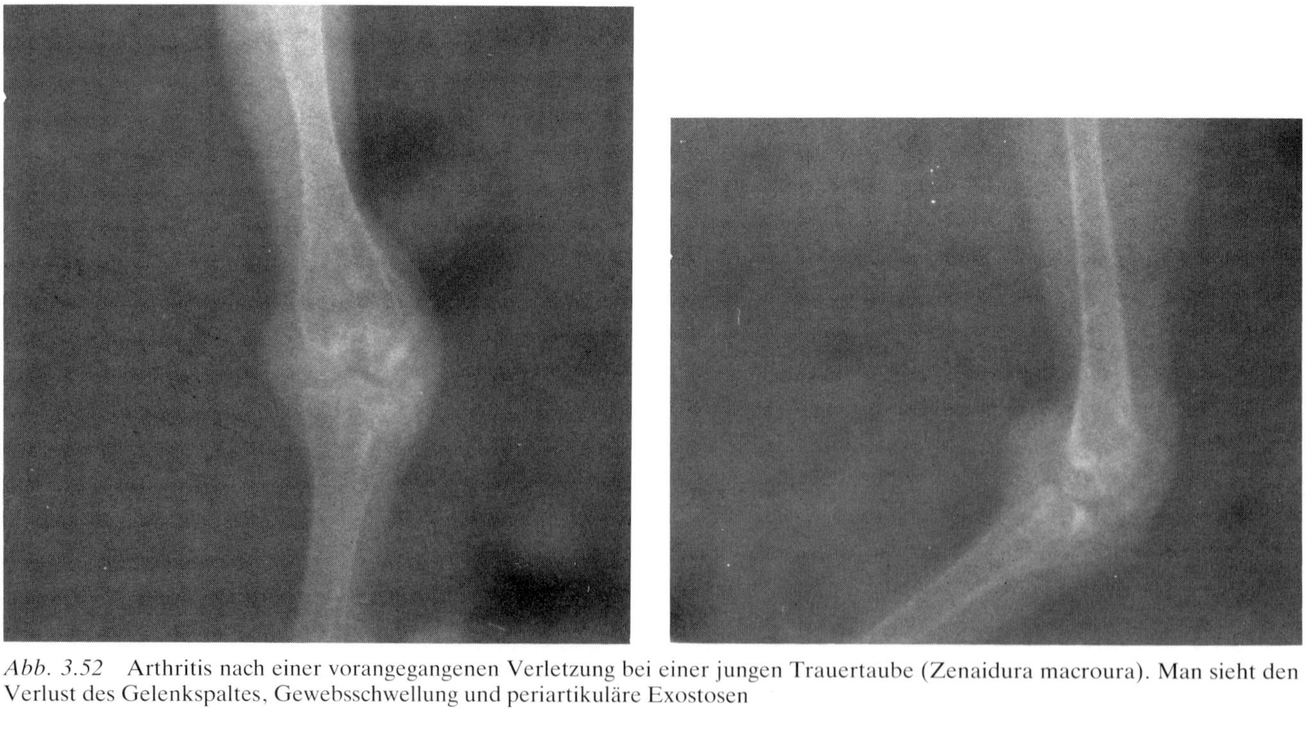

Abb. 3.52 Arthritis nach einer vorangegangenen Verletzung bei einer jungen Trauertaube (Zenaidura macroura). Man sieht den Verlust des Gelenkspaltes, Gewebsschwellung und periartikuläre Exostosen

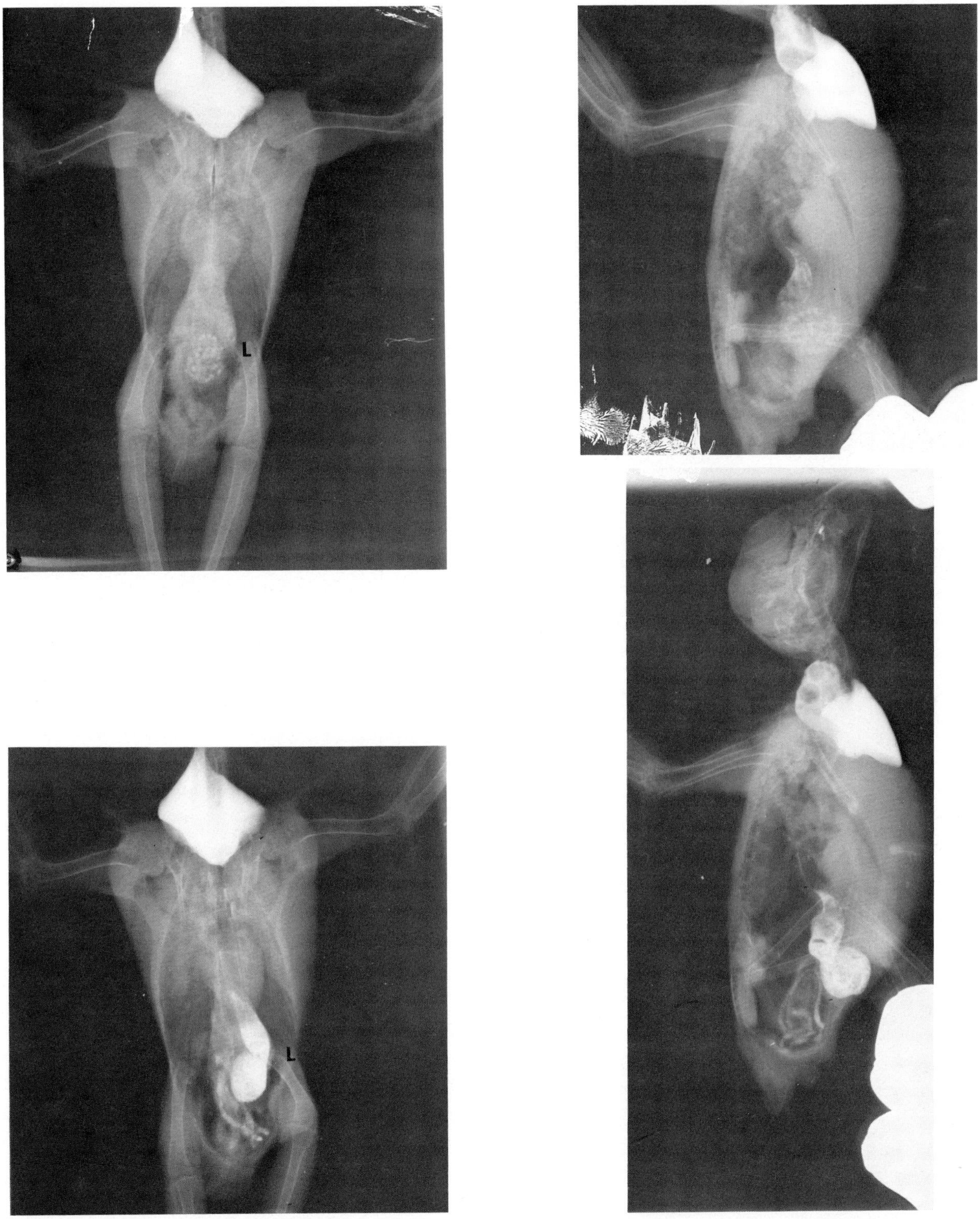

Abb. 3.53 Kontrollaufnahmeserie mit Röntgenkontrastmittel bei einer jungen Rotmaskenamazone, der 10 ml $BaSO_4$-Brei mittels Sonde in den Kropf appliziert wurden. Die Röntgenaufnahmen wurden sofort nach der Kontrastmittel-Eingabe, dann nach 15 Min., 30 Min., 1 Std., 2 Std. und 3 Std. angefertigt und zeigen die ungehinderte Passage des Kontrastmittels durch den Verdauungstrakt. Einige Futterkörner in Kropf und Magen wurden vom Kontrastmittel ummantelt

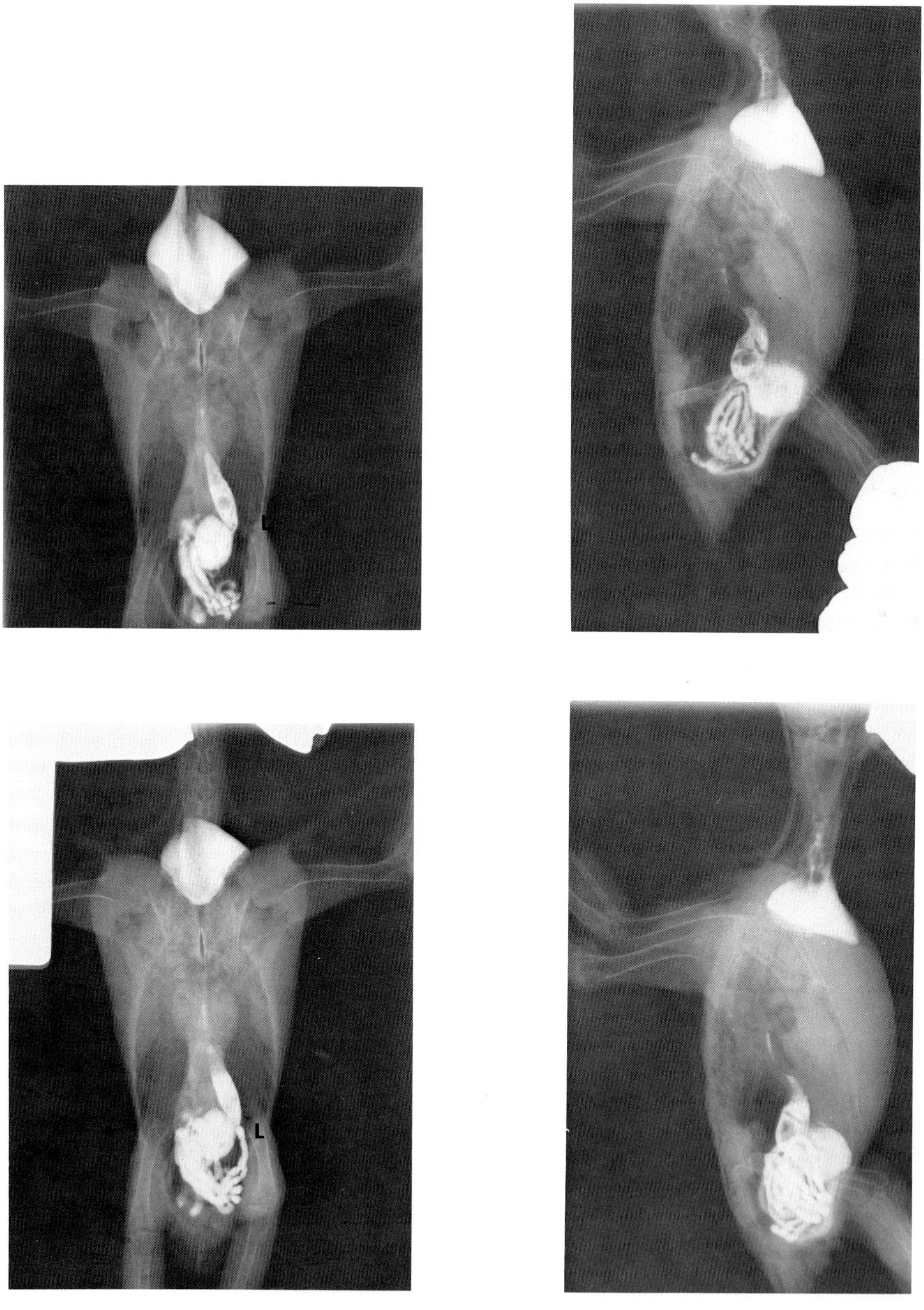

Abb. 3.53 Fortsetzung

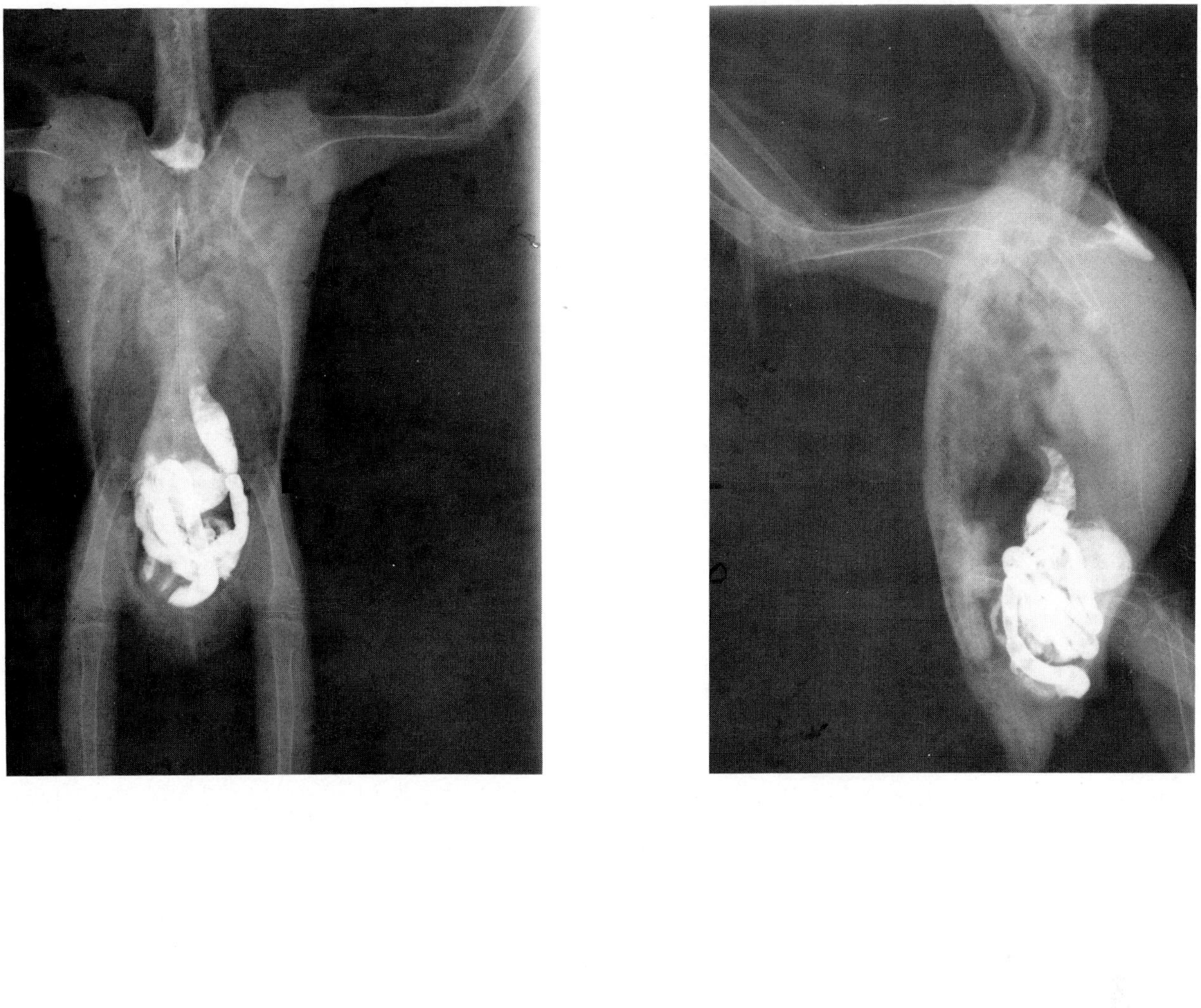

Abb. 3.53 Fortsetzung

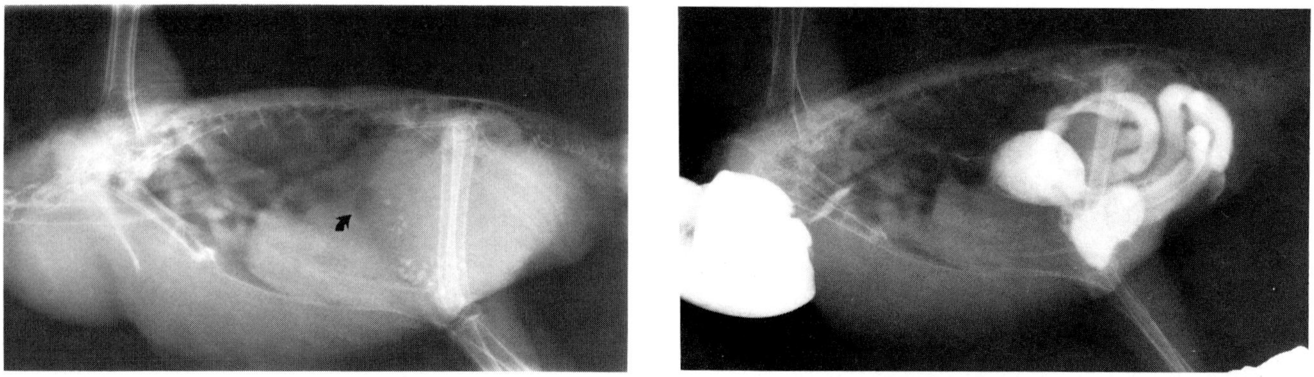

Abb. 3.54 Normale Röntgenaufnahme (links) und Situation 1 Std. nach der Bariumkontrastbrei-Eingabe bei einem neunjährigen Graupapagei (Psittacus erithacus). Die Normalaufnahme zeigt abnorme Gasansammlungen im Drüsenmagen (Pfeil) und Flüssigkeit im Darm. 1 Std. nach Kontrastbrei-Eingabe stellen sich die Dilatation der Darmschlingen und die Verdünnung des Kontrastbreies deutlich dar. Weitere Röntgenaufnahmen bestätigen einen Darmverschluß. Dieser Ileus mit Infarzierung lag 4 cm proximal der Kloake, wie die Sektion ergab. Die Ursache dieser Veränderungen blieb ungeklärt

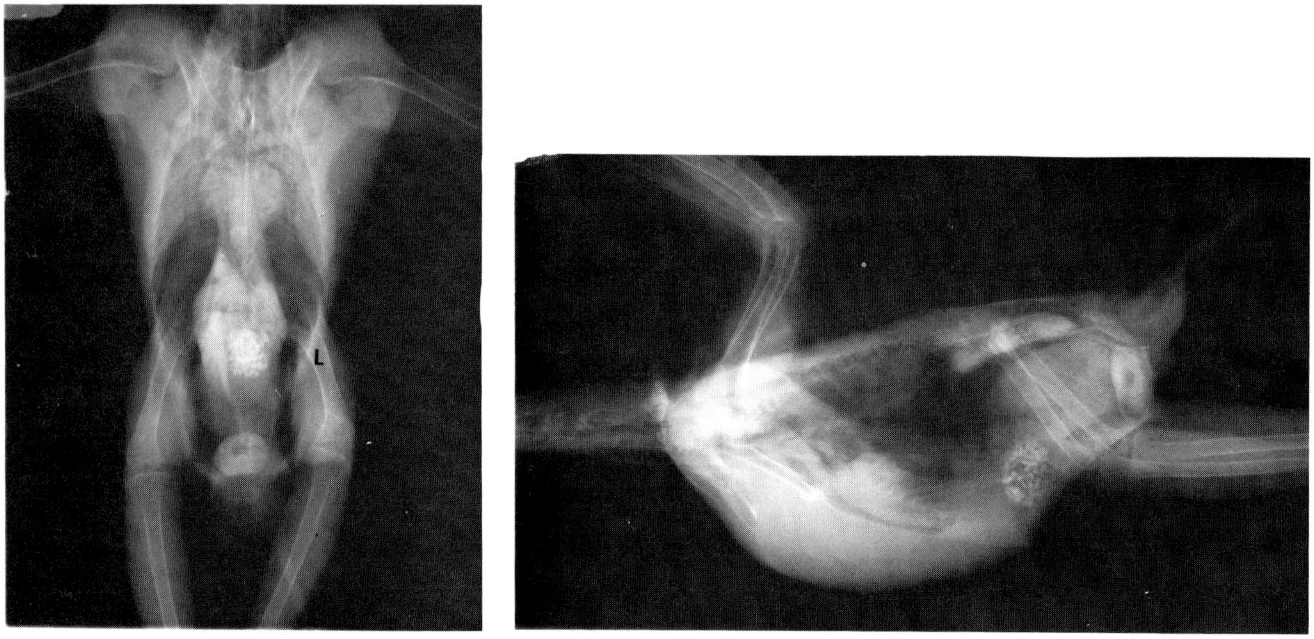

Abb. 3.55 Intravenöse Urographie bei einer jungen Müller-Amazone (Amazona farinosa farinosa) durch Applikation von 1,0 ml Hypaque 60%. Ventrodorsale (links) und laterolaterale (rechts) Röntgenaufnahmen nach 5 Min. zeigen eine deutliche Kontrastierung der Nieren, Harnleiter und Kloake, daneben findet auch eine Kontrastmittel-Ausscheidung über den Darmtrakt statt. Durch das Kontrastmittel hebt sich der Herzschatten ebenfalls besser ab.

Bariumsulfat angefertigt (Abb. 3.53). Weitere Röntgenaufnahmen können erforderlich werden, wenn die Passagezeit oder abnorme Befunde, die während der Untersuchung festgestellt wurden, dazu Anlaß geben. Zusätzliche Röntgenaufnahmen sollten bei einer verzögerten Passage (der Kropf muß nach vier Stunden geleert sein), Obstruktionen, Veränderungen beim Ausfüllen der einzelnen Organabschnitte, Zubildungen, ungewöhnlich deutlichem Hervortreten der Schleimhaut sowie Verlagerungen des Darmes durch innere oder äußere Zubildungen angefertigt werden (Abb. 3.54 u. 3.20).

Für experimentelle Zielsetzungen wurde eine Ausscheidungsurographie durchgeführt (Abb. 3.55). Angaben zur Dosierung, Toxizität und die für bestimmte Röntgenaufnahmen benötigte Zeit bedürfen aber noch umfassenderer Untersuchungen.

Literatur

1. *Altman, R.B.:* Radiography. Vet. Clin. North Am. 3: 165–173, 1973
2. *Lafeber, T.J.:* Radiography in the cage bird clinic. J. Am. Anim. Hosp. Assopc., 4: 41–48, 1968
3. *Silverman, S.:* Avian Radiographic Technique and Interpretation. In: *Current Veterinary Therapy V,* R.W. Kirk, ed. Philadelphia, W.B. Saunders Co., 1974

Empfohlene Fachliteratur

Altman, R.B.: Radiography in zoo and wild animal medicine. In: *Zoo and Wild Animal Medicine,* Fowler/Morris Animal Foundation, eds. Philadelphia, W.B. Saunders Co., 1978, pp. 364–367

Cooper, J.E., and *Kreel, L.:* Radiologic examination of birds: report of a small series. J. Small Anim. Prac. 17: 799–808, 1976

Shively, M.J.: Radiographic anatomy of the barred owl (strix varia). Vet. Med. Small Anim. Clinician 74: 552–558, 1979

Silverman, S.: Avian radiographic techniques. In: *Radiographic Techniques in Small Animal Practice,* J.W. Ticer, ed. Philadelphia, W.B. Saunders Co., 1975

4. Narkose und Chirurgie

Charles P. Gandal

Überarbeitet von Wilbur B. Amand

Statistiken zufolge gibt es in den USA mehr als 23 Mio.[7], in der Bundesrepublik Deutschland über 7 Mio. Ziervögel. In den vergangenen Jahren sind nicht nur die Anzahl der Vögel, sondern auch die Anschaffungskosten für diese Tiere beträchtlich gestiegen. Verständlicherweise erwarten die Vogelbesitzer deshalb die Hilfe ihres Tierarztes, wenn ihr Vogel, gleich welcher Art, erkrankt ist oder sich verletzt hat.

Veterinärmedizin und technische bzw. pharmazeutische Industrie haben heute ein Niveau erreicht, das es dem Tierarzt erlauben müßte, jeden ihm vorgestellten Vogel medizinisch wie auch chirurgisch bestmöglichst zu versorgen. Voraussetzung dafür ist aber die Beherrschung sicherer Narkosemethoden.

In einer tierärztlichen Praxis können Ziervögel einen beträchtlichen Prozentsatz der Gesamtpatientenzahl ausmachen.[16,43,47,75,99,143,178,203] Viele praktizierende Tierärzte führen dennoch keine chirurgischen Eingriffe am Vogel durch, da sie befürchten, diese Patienten durch Narkosezwischenfälle zu verlieren. Hat man sich aber erst einmal mit den Eigenheiten der verschiedenen Ziervogelarten vertraut gemacht und eine entsprechende Sicherheit im Umgang mit der Narkose erworben, wird deutlich, daß Grundsätze der Säugetiernarkose durchaus übertragbar sind und auch bei Vogelpatienten die Grundlage für eine zufriedenstellende Narkose mit anschließender Operation bilden.

Die Ablehnung gegenüber Anästhesie und Chirurgie am Vogel beruht nicht zuletzt auf der ungewohnten Dimension dieser Patienten, hinzu können Unsicherheiten über ihre spezielle Anatomie und in der Beurteilung der Wirkung der Narkosemittel und des immobilisierten Vogels kommen. Eine gewisse Erfahrung in Narkose und Chirurgie am Ziervogel gestattet es aber schließlich, die erprobten Verfahren auch bei einer wachsenden Patientenzahl anzuwenden. Heutzutage sind unzählige Pharmaka erhältlich, die eine Immobilisation oder Narkose zur Durchführung diagnostischer Untersuchungen oder chirurgischer Eingriffe an Ziervögeln ermöglichen. Zur Gewährleistung der tierärztlichen Sorgfaltspflicht in Zusammenhang mit der Narkose ist es notwendig, die Atemtätigkeit des Vogelpatienten richtig beurteilen zu können. Vor einer Immobilisation oder Narkose zur Vorbereitung einer Operation an einem Ziervogel ist es deshalb unumgänglich, sich Kenntnisse über Anatomie und Physiologie des aviären Atemsystems anzueignen.[2,60,70,76,106,127,128,130–132,140,141,159,173,189,190,204]

Nachfolgend werden wesentliche Charakteristika des Atemsystems der Vögel kurz vorgestellt: Der Atemtrakt eines Vogels setzt sich aus Trachea, primären oder Mesobronchen, sekundären Bronchen, tertiären oder Parabronchen, luft- bzw. blutführenden Kapillaren und Luftsäcken zusammen. Die Atemluft gelangt via Schnabelhöhle oder Nasenöffnungen und Choane in die Trachea. Die Trachea teilt sich in zwei Primärbronchen (Mesobronchen), die die Lunge nach kaudal durchziehen und schließlich in je einen der Abdominalluftsäcke münden. In der Lunge geben die Mesobronchen zwei Gruppen von Sekundärbronchen ab: eine kraniale, hier sowohl nach dorsal als auch nach ventral, und eine kaudale Gruppe. Aus den Sekundärbronchen zweigen die Parabronchen ab, die eine Verbindung zwischen der kaudalen und der kranialen Gruppe der Sekundärbronchen bilden. Aus der Wand der Parabronchen entspringt ein Geflecht feiner anastomosierender Schläuche, die Luftkapillaren, die zur Gewährleistung des Gasaustausches intensiv von Blutkapillaren umsponnen werden.

Die Anzahl der bei Vögeln ausgebildeten Luftsäcke ist unterschiedlich, beträgt im Durchschnitt aber neun.[128,131] Das Luftsacksystem setzt sich aus zwei zervikalen, einem intraklavikulären, zwei kranialen thorakalen, zwei kaudalen thorakalen und zwei abdominalen Luftsäcken zusammen. Die Luftsackwände sind äußerst dünn und wenig vaskularisiert, ein Gasaustausch findet hier nicht statt.[76,147] Die Luftsäcke liegen *vollständig* extrapulmonal und sind untereinander *ohne* jegliche Verbindung. Wichtige Organe der Körperhöhle oder der Skelettmuskulatur jedoch liegen direkt an oder zwischen ihnen.[2,128] Die Luftsäcke dienen als ein großes Reservoir für Atemluft, liefern somit einen für das Fliegen notwendigen Grad an „Auftrieb" und spielen über Flüssigkeitsverdampfung eine wesentliche Rolle bei der Regulierung der Körpertemperatur. Da nur der Oberarmknochen an das Luftsacksystem angeschlossen ist, spielen pneumatisierte Knochen im Hinblick auf die Respiration eine untergeordnete Rolle. Wichtig ist jedoch, daß das Gesamtvolumen der Luftsäcke unter bestimmten Umständen dem Atemvolumen entsprechen kann.[76]

Aus vielen Arbeiten geht hervor, daß die Luftbewegung während der Atmung in erster Linie durch eine Blasebalgfunktion unter Beteiligung der Rippen und des Brustbeins ermöglicht wird. Vögel haben kein Zwerchfell, der Brustkorb und der Bauchraum bilden eine zusammenhängende Höhle.[60,76] Während der Inspiration kann ein koodiniertes Zusammenspiel zwischen Rabenschnabelbein (Coracoid), Schlüsselbein (Furcula) sowie dem Sternalanteil der Rippen und dem Brustbein zu einem Unterdruck in der Körperhöhle führen, wodurch es zur Ausdehnung der Luftsäcke kommt. Normalerweise tritt zwischen der In- und Exspiration keine Pause ein.

Der Atemtrakt des Vogels zeigt erhebliche Unterschiede im Vergleich zu dem der Säugetiere.[208] Obwohl Vogellungen eine geringere Gesamtkapazität haben als Säugetierlungen, ist das Gesamtvolumen des Atemtraktes bei Vögeln jedoch dreimal größer als bei Säugetieren, dies ist vor allem auf die Luftsäcke und das größere Trachealvolumen zurückzuführen.[110,141] Das Volumen der Luftsäcke ist 5–7mal größer als das der Lunge. Der Totraum im aviären Atmungstrakt ist geringer als der bei Säugetieren. Der errechnete Totraum bei Hühnern beträgt z.B. 25% gegenüber 40% beim Hund.[60] Die Dehnungsfähigkeit von Lunge und Luftsacksystem bei Vögeln ist der der menschlichen Lunge insofern ähnlich, als daß die Luftsäcke trotz der mehr starr aufgehängten Vogellunge extrem dehnbar sind.[187] Während der Inspiration beträgt der Unterdruck in der Körperhöhle einer Taube 4 bis 6 mm H_2O, bei der Exspiration entsteht ein Druck, der in der gleichen Größenordnung liegt.

Unter Berücksichtigung der wirklichen Ventilation betragen Gesamtvolumen und Atemfrequenz beim Vogel annähernd das 1,7- und 0,3fache im Vergleich zu Säugetieren entsprechender Größe.[141] Die Atemfrequenz (RR) der Vögel variiert in Abhängigkeit von Körpergröße, Geschlecht, Erregungszustand und Körpertemperatur. So betragen z.B. die Atemfrequenzen eines Kanarienvogels 96–144, eines Sittichs 80–100, einer Ente 40–100, eines Papageien 36, einer Taube 25–30 und eines Kondors 6.

Narkose-Vorsorge

Die meisten Ziervögel sind relativ empfindlich und können auf plötzlichen Umgebungswechsel, Nahrungsumstellungen sowie unnötige oder sehr lange Behandlung in unvorhergesehener Weise reagieren. Kranke oder verletzte Vögel sind über die o.g. Veränderungen hinaus zusätzlich belastet.

Sofern es sich nicht um einen Notfall handelt, sollten Vögel, die operativ behandelt und deshalb narkotisiert oder sediert werden müssen, etwa 24 Stunden vor dem festgelegten OP-Termin in die Klinik/Tierarztpraxis eingeliefert werden. Dieser Zeitraum reicht für einen Vogel aus, um sich auszuruhen und sich der neuen Umgebung anzupassen. Der Vogel sollte dabei möglichst im eigenen Käfig bleiben und das gewohnte Futter erhalten. Manipulationen mit dem Tier sind während dieses Eingewöhnungszeitraumes auf ein Minimum zu beschränken, die gewohnte Umgebungstemperatur und Tageslichtlänge müssen ebenfalls beachtet werden.

Es ist davon abzuraten, einen Vogel, der durch eine sich über einen längeren Zeitraum erstreckende klinische Untersuchung zur Diagnosestellung belastet wurde, im direkten Anschluß zu narkotisieren. Dennoch ist es äußerst wichtig, den Vogel während dieser Untersuchung auf die Narkosefähigkeit hin zu beurteilen. Eine solche Beurteilung sollte am besten so rechtzeitig vor dem Operationstermin erfolgen, daß alle notwendigen diagnostischen Untersuchungen (wie klinisches Labor; Röntgenaufnahmen[4,54,136,138,161–165,196,197]) abgeschlossen werden können. Bei einer pränarkotischen Beurteilung müssen der Erkrankungsgrad oder das Ausmaß einer Verletzung sowie die Konstitution des Patienten festgestellt werden, die unter Umständen die vorgesehene Narkose und Operation komplizieren bzw. sogar verhindern können. Außerdem muß man spätestens jetzt eine möglichst exakte klinische Diagnose erstellen. Besonders wichtig ist es, Veränderungen der Atemtätigkeit zu erkennen, die ein erhebliches Risiko für die Narkose darstellen können. Wurden entsprechende Veränderungen festgestellt, müssen diese vor der Operation durch gezielte Behandlungsmaßnahmen beseitigt werden. Bei einer Notoperation ist es angebracht, den Patienten so vorsichtig wie möglich zu behandeln; die Zufuhr von Wärme und die Möglichkeit einer O_2-Begasung tragen zur Verminderung des Risikos bei.

Der Besitzer sollte ausführlich über den wirklichen Gesundheitszustand seines Vogels einschließlich einer realistischen Prognose unterrichtet werden. Obwohl viele Vögel im fortgeschrittenen Krankheitsstadium zur Untersuchung gebracht und daher oft nur eine zweifelhafte Prognose gestellt werden kann, ist die Mehrzahl der Vogelpatienten doch noch so vital, daß eine relativ gute Prognose möglich ist.

Prämedikation

Über Beurteilungen oder praktische Erfahrungen mit einer Prämedikation für eine Allgemeinanästhesie beim Vogel liegen nur wenige Informationen vor. Salivation und Schleimsekretion im Bereich des Atemtraktes müssen als eine mögliche Komplikation bei jedem narkotisierten Vogel berücksichtigt werden, unabhängig davon, ob er intubiert ist oder nicht. Man kann versuchen, diese Schleimabsonderungen zu verhindern oder zu reduzieren, indem Atropinsulfat i.m. 5–10 Min. vor der Einleitung der Narkose gegeben wird. Eine Atropin-Dosis von 0,044 mg/kg soll sich bewährt haben.[96,134]

Bei Vögeln wurden zur Prämedikation verschiedene Tranquilizer und Sedativa eingesetzt; die Ergebnisse waren jedoch in jedem Fall entmutigend.[108,148,188,214] Chlorpromazin, das man Sittichen und Hühnern verabreichte, erwies sich als unwirksam.[101,121] Eine Kombination aus Droperidol (0,1 mg) und Fentanylcitrat (0,002 mg) wurde erfolgreich zur Sedation von Sittichen angewandt.[220] Reserpin (Serpasil, Ciba-Geigy), in einer Dosis von 0,2 mg/kg jungen Wildtruthähnen i.m. appliziert, führte zu einer deutlichen Beruhigung der Tiere, die dadurch ohne Transportverluste von einer Zuchtstation ins Auswilderungsgelände gebracht werden konnten.[72] Metomidat (Hypnodil, Janssen), das für seine hypnotische Wirkung bekannt ist, wurde als 1%ige wäßrige Lösung bei verschiedenen Vogelarten (keine Tauben) mit Erfolg angewandt.[157,158] Eine Dosis von 5–20 mg/kg, i.m. appliziert, wirkt beruhigend und kann durch Kombination mit anderen Wirkstoffen im Effekt noch verstärkt werden.

Allgemeinanästhesie

Narkosemittel bieten im allgemeinen beim Vogel am besten Gewähr dafür, daß eine zufriedenstellende Anästhesie erreicht wird.[8,115,120,134,172] Unter besonderer Berücksichtigung der Atmungsphysiologie bietet die Allgemeinnarkose dem Chirurgen größere Möglichkeiten und reduziert die allgemeine Schock- und Verletzungsgefahr bei Vögeln, an denen längere Manipulationen vorgenommen werden müssen.

Nach *Arnall*[12] lassen sich für Vögel folgende Stadien der Sedation und Narkose festlegen:

Sedation:

1. leichte Sedation – der Vogel scheint beruhigt und ist lethargisch; die Augenlider werden teilweise geschlossen.
2. mittlere Sedation – die Federn sind gesträubt und der Kopf hängt herunter; der Vogel kann aufgeweckt werden, leistet jedoch nur wenig Widerstand bei Manipulationen.
3. tiefe Sedation – in diesem Stadium gibt es nur wenig oder keine Reaktion auf Lauteinwirkungen; schmerzhafte Eingriffe können Flattern auslösen, anschließend ist es möglich, daß die Vögel mit schrillen Schreien reagieren (besonders während einer Barbiturat-Sedierung). Die Atmung ist allgemein frequent, regelmäßig und tief, kann auf einen Reiz hin aber Veränderungen zeigen.

Narkose:

1. leichte Narkose – Reflexe (Lid-, Korneal-, Wachshaut-, Greif-) sind zwar noch nachweisbar, willkürliche Aktivitäten lassen sich jedoch nicht feststellen; keine Reaktion auf Erschütterungen oder veränderte Körperhaltung.
2. mittlere Narkose – Lidreflex nicht mehr nachweisbar, Greif- und Kornealreflex verzögert; Atmung langsam, tief und regelmäßig. In diesem Narkosestadium lassen sich die meisten Operationen durchführen.
3. tiefe Narkose – alle Reflexe sind nicht mehr nachweisbar; Atmung sehr langsam, aber noch regelmäßig. Jede weitere Vertiefung der Narkose führt über Unregelmäßigkeiten zum Atemstillstand.

Kriterien einer Allgemeinnarkose

Zur Beurteilung der Narkosequalität gibt es zwei wichtige Kriterien, die beachtet werden müssen: 1. die Reflexlage und 2. der Atemrhythmus.[8]

Hinsichtlich des Ausbleibens von Reflexen (Lid-, Korneal-, Wachshaut- oder Hahnenkamm- und Kehllappen-, Greif-) bestehen zwischen den verschiedenen Vogelarten nur geringe Unterschiede. Die empfindlichsten Bereiche, wie der Hahnenkamm oder die Kehllappen, Wachshaut oder Zwischenzehenhaut, reagieren in der Regel immer auf schmerzhafte Reize. Korneal- und Lidreflex sind meistens ein nur wenig verläßlicher Indikator für die Tiefe der Anästhesie beim Vogel. Während eines chirurgischen Eingriffs unter Narkose sind Tiefe, Frequenz und Charakteristik der Atmung die verläßlichsten Parameter, wenn nicht sogar die einzige Methode zur Überwachung des Vogels. Plötzliche Veränderungen des Atemrhythmus können einen Narkosezwischenfall signalisieren und sollten daher eine weitere Überprüfung der Narkose nach sich ziehen.

Die Wahl des Narkosemittels wird zweifellos durch eine Anzahl von verschiedenen Faktoren beeinflußt: Besonderheiten des vorgesehenen Eingriffs, das Alter des Vogels, seine Kondition und Konstitution und mögliche Komplikationen. Auch Faktoren wie die Verfügbarkeit einer guten Narkoseassistenz beeinflussen neben subjektiven Gesichtspunkten die Wahl des Narkotikums. Generell ist es immer am günstigsten, wenn der Operateur ein ihm vertrautes Narkosemittel einsetzt.

Es wird häufig behauptet, Vögel hätten eine geringere Hautsensibilität und empfänden beim Durchtrennen oder Nähen der Haut kaum Schmerzen. Die Schmerzempfindung des Vogels ist aber sicherlich vergleichbar mit der der Säugetiere. Viele Eingriffe, wie die Naht einer Kropfperforation oder das Entfernen eines oberflächlich sitzenden Tumors rufen oft nur eine kaum sichtbare Reaktion der Vögel hervor. Bestimmte Bereiche des Körpers aber, wie die Wachshaut, der Kopf, die unbefiederten Abschnitte der Beine, die Gelenke der Gliedmaßen und die Kloake sind gegenüber schmerzhaften Reizen äußerst sensibel. Schnitte durch Haut und subkutanes Gewebe scheinen weniger schmerzhaft zu sein als eine stumpfe Gewebsverletzung.[12] Trotz der unterschiedlichen Reaktionen auf Schmerzreize sollte die Anästhesie beim aviären Patienten in gleicher Weise erfolgen, wie es für Säugetiere als notwendig und angemessen erachtet wird.

Narkosemittel lassen sich in zwei Gruppen einteilen: Inhalations- und Injektionsnarkotika. Die Inhalationsnarkotika werden in der Regel via Trachea zugeleitet, es ist allerdings beim Vogel auch möglich, eine Inhalationsnarkose über einen eröffneten Luftsack durchzuführen.[213] Injizierbare Narkosemittel können auf intravenösem, intramuskulärem, intraperitonealem oder subkutanem Weg verabreicht werden. Eine weitere Alternative ist hier die perorale Applikation speziell dafür geeigneter Wirkstoffe.

Injektionsnarkose

In der Literatur erschienen zahlreiche Berichte über den Einsatz einer Injektionsnarkose beim Vogel.[12,17,26,46,50,61,62,86,87,91,95,98,101,118,142,149,185,186] Diese Methode hat bei Vögeln die gleichen Nachteile wie bei anderen Tierarten: Dosisschwankungen zwischen einzelnen Arten, aber auch zwischen Individuen der gleichen Art, und es besteht keine Möglichkeit, das Narkosemittel bei einem Zwischenfall sofort drastisch zu reduzieren. Trotz dieser Nachteile müssen aber optimale Bedingungen für die

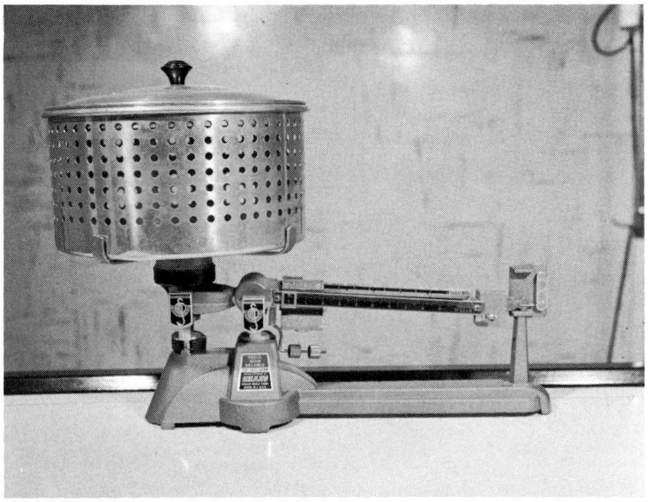

Abb. 4.1 Vor der Injektionsnarkose ist eine exakte Gewichtsbestimmung des Vogels mit einer Präzisionswaage erforderlich

Chirurgie bei bekanntermaßen langen Aufwachperioden geschaffen werden.[134]

Gefährdungen des Patienten, die durch Überdosierung eines Injektionsanästhetikums zu erwarten sind, unterstreichen die immense Bedeutung, das genaue Gewicht des Vogels festzustellen (Abb. 4.1). Bei kleineren Vögeln, wie Finken, Sittiche, Agaporniden usw., lassen sich die Körpergewichte am einfachsten in leichten Plastik- oder Pappschachteln auf einer Waage mit Grammskala (z.B. Briefwaage) ermitteln. Zur Wägung größerer Vögel, wie Tauben, Beos oder anderer Stare, Papageien, Aras und Kakadus, kann man sie entweder in einen Drahtkorb oder einen Karton setzen, in einen Gazestrumpf stecken oder in anderer Weise einsperren, so daß sie sich auf eine Waage legen lassen.

Die Bedeutung einer exakten Gewichtsermittlung kann nicht oft genug betont werden. Ein geringer Fehler bei der Dosisberechnung des Narkosemittels kann besonders für kleine Vögel dramatische, u.U. tödliche Folgen haben. Ist das Narkotikum erst einmal injiziert, wird es sehr schnell resorbiert, so daß im Falle einer Überdosierung eine nachträgliche Korrektur praktisch unmöglich ist. Wurde versehentlich eine zu hohe Dosis des Narkosemittels appliziert, sollte der Vogel in einer mit Sauerstoff angereicherten Umgebung und möglichst warm gehalten werden (Abb. 4.2). Darüber hinaus sind weitere Hilfsmaßnahmen, die den Stoffwechsel und damit die Ausscheidung des Narkotikums beschleunigen, sinnvoll.

Von den unterschiedlichen Methoden, ein Injektionsnarkotikum zu verabreichen, scheinen intravenöse, intramuskuläre und intraperitoneale Applikationen die häufigste Anwendung zu finden. Von

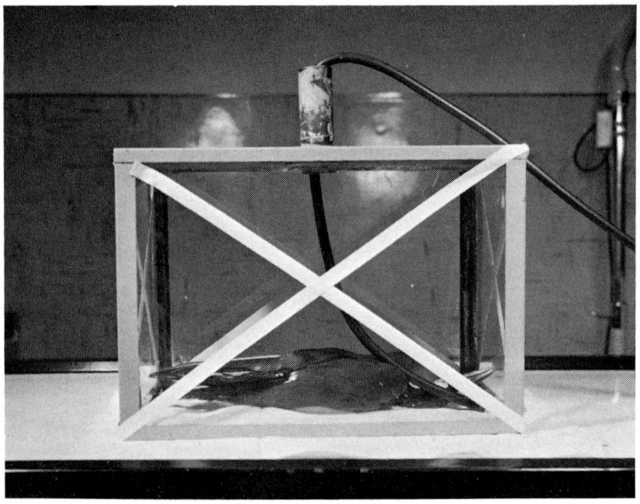

Abb. 4.2 Ein provisorisches „Sauerstoff-Zelt“ für einen kleinen Ziervogel, einfach herzustellen aus einem 10-l-Aquarium. Die Seitenflächen sind beklebt, um keine Fluchtversuche zu provozieren.

diesen Methoden garantiert die intravenöse Injektion die sicherste Kontrolle hinsichtlich der Narkosequalität.

Die Flügelvene (Vena subcutanea ulnaris) und die Halsvene (Vena jugularis) sind am besten zugänglich. Um in die Flügelvene einstechen zu können, muß der Vogel mit einem ausgebreiteten Flügel auf den Rücken gelegt und sicher fixiert werden (Abb. 4.3). Bei dieser Manipulation ist eine erfahrene Assistenz sehr hilfreich. Die Flügelvene verläuft an der medialen Seite des Oberarms nahe dem Ellenbogengelenk.

Die verwendeten Nadeln sollten entsprechend der Größe des Vogels ausgewählt werden. Dabei haben sich Nadelgrößen von 0,4–0,45 mm Durchmesser für kleine Vogelarten bewährt. Für größere Vögel (Aras, Enten, Hühner etc.) lassen sich Injektionsnadeln vom Durchmesser 0,7–0,9 mm einsetzen. Um die genaue Dosierung des Narkotikums sicherzustellen, sollte die Spritze selbst nicht viel größer sein, als für das berechnete Narkosemittelvolumen benötigt wird. In den meisten Fällen reicht eine 1-ml-Tuberkulinspritze aus, um das bei kleinen und mittelgroßen Vögeln benötigte relativ geringe Volumen des Narkosemittels zu injizieren.

Die Vena jugularis ist ebenfalls für die Verabreichung von Narkosemitteln geeignet.[98,123,124] In der Regel ist dabei die rechte Halsvene am besten zugänglich. Bei kleineren Vögeln kann die Punktion dieser Vene auch ohne die Hilfe eines Assistenten durchgeführt werden. Der Vogel wird dazu in einer Hand gehalten, so daß der Kopf stabil fixiert ist und gleichzeitig mit Zeige- und Mittelfinger der Hals leicht gestreckt werden kann. Der Daumen drückt dabei die Beine und den Schwanz gegen die Handfläche. Die Halsvene zeichnet sich als dunkelblaue Linie deutlich ab, wenn man die Federn an der rechten Halsseite mit Wasser benetzt und scheitelt. Bei kleinen Vögeln ist die Palpation der Vena jugularis nicht möglich. Bei größeren Vögeln, wie Hühnern, Enten, Gänsen usw., ist dieses Gefäß jedoch auch tastbar und kann durch Anfeuchten des Federberei-

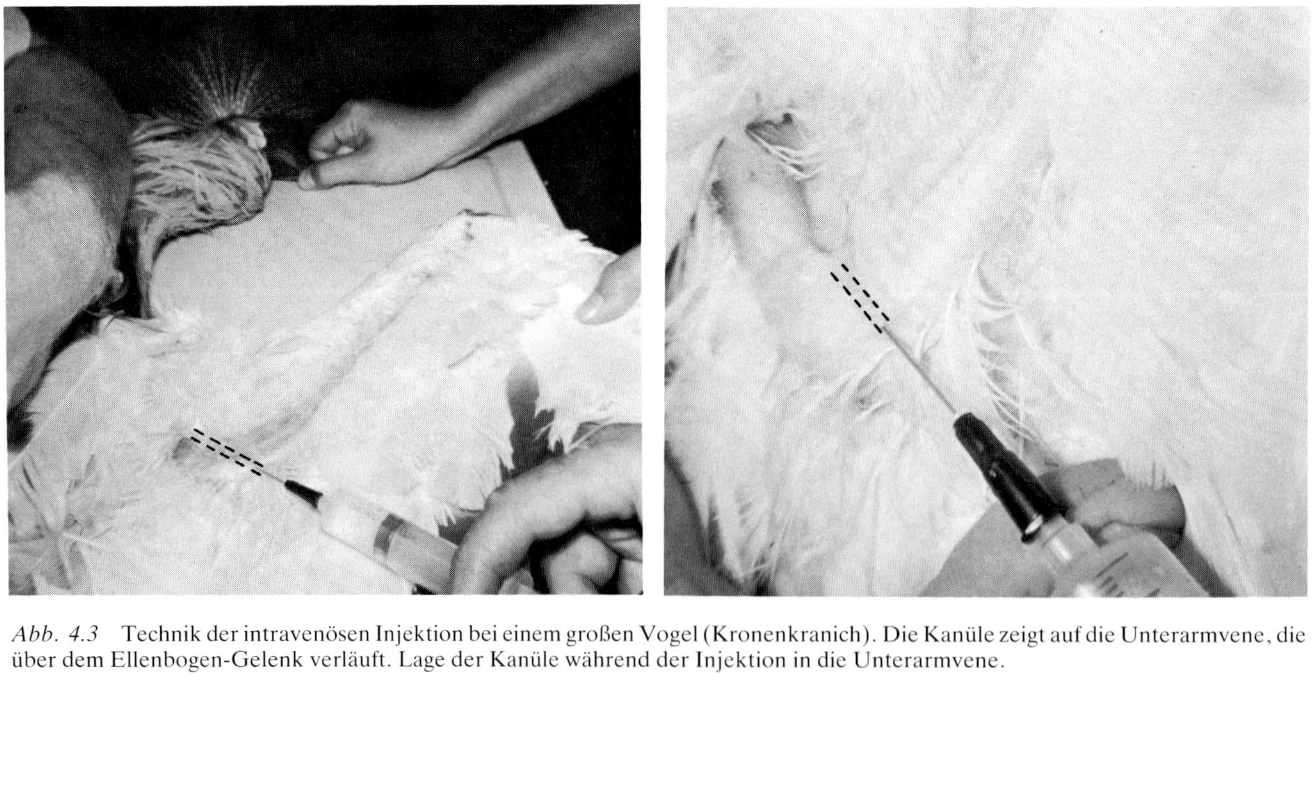

Abb. 4.3 Technik der intravenösen Injektion bei einem großen Vogel (Kronenkranich). Die Kanüle zeigt auf die Unterarmvene, die über dem Ellenbogen-Gelenk verläuft. Lage der Kanüle während der Injektion in die Unterarmvene.

ches, ohne die Federn scheiteln zu müssen, deutlich sichtbar gemacht werden. Da die Halsvene ziemlich oberflächlich verläuft, sollte die Injektionsnadel in einem sehr flachen Winkel in dieses Blutgefäß eingestochen werden.

Obwohl bei den meisten Vogelarten einige, zum Teil sogar mehrere oberflächliche Venen für Injektionen zugänglich sind, verläuft ihre Benutzung nicht immer ohne Komplikationen. Die Vena jugularis ist, wie andere Venen beim Vogel auch, sehr dünnwandig. Daher sollte äußerste Sorgfalt ausgeübt werden, damit man sie während der Injektion nicht aufschlitzt oder anderweitig verletzt. Es kann auch leicht passieren, daß beim Einstechen in das Gefäß Blut an der Nadel vorbei in das umgebende Gewebe sickert. Ferner verursacht die bei Vögeln häufig ungenügende oder verzögerte Blutgerinnung viele störende Hämatome. Solche Hämatome wirken sich insbesondere bei kleinen, kranken, verletzten oder geschwächten Vögeln äußerst dramatisch aus, da so u.U. ein beträchtliches Blutvolumen dem Kreislauf verlorengeht und das Leben des Vogels dadurch ernsthaft gefährdet werden kann. Blutergüsse, die nach einer Punktion der Vena jugularis auftreten, können auch auf die Trachea drücken und die Atmung behindern. Beim Zurückziehen der Injektionsnadel aus der Vene sollte man deshalb vorsichtig vorgehen und zur Sicherstellung der Blutgerinnung eine Zeitlang genügend Druck auf die Injektionsstelle ausüben.

Die intramuskuläre Injektion ist die häufigste Methode zur Applikation parentaraler Narkotika. Für solche Injektionen ist die Brustmuskulatur besonders geeignet. Vor der Injektion sollten die Federn im Injektionsbereich auseinandergebreitet (nicht gerupft!) und die Haut kurz mit 70% Alkohol oder einem entsprechenden Antiseptikum betupft werden.

Injektionen in die Brustmuskulatur müssen derart ausgeführt werden, daß ein Durchstoßen des Brustbeins oder das Eindringen in die Körperhöhle vermieden wird. Die Injektionsnadel sollte deshalb etwa in einem 15°-Winkel zur äußeren Haut in die Muskulatur eingestochen werden. Als Injektionsbereich wählt man die Grenze zwischen dem mittleren und kaudalen Drittel der Brustmuskulatur nahe dem Brustbeinkamm, wobei keine oberflächlichen Blutgefäße verletzt und die bei einer i.m.-Injektion allgemein üblichen Vorsichtsmaßnahmen eingehalten werden müssen. Da tiefe Injektionen im kraniodorsalen Bereich der Brustmuskulatur das Risiko erhöhen, versehentlich große Blutgefäße zu erreichen, sollten Injektionen in diesen Bereich vermieden werden.

Die an einer Lokalisation abzusetzenden Injektionsvolumina müssen immer im Verhältnis zur Muskelmasse und Körpergewicht der betreffenden Vögel stehen. Werden relativ große Volumen benötigt, ist es ratsam, mehrere Injektionen an verschiedenen Lokalisationen (links und rechts des Brustbeinkamms) zu geben. Die Temperatur der Injektionslösung sollte der normalen Körpertemperatur des Vogels weitgehend entsprechen.

Obwohl die intraperitonale Injektion für die Applikation bestimmter parenteraler Anästhetika sehr geeignet ist, müssen besondere Vorsichtsmaßnahmen zur Vermeidung größerer Risiken getroffen werden. Dabei sollte konsequent auf aseptische Bedingungen während der Injektion geachtet und äußerste Sorgfalt bei der Durchführung geübt werden, um ein Eindringen in die Organe der Körperhöhle zu vermeiden. Die Injektionsnadel wird in einem flachen Winkel direkt in der Medianen etwa im Bereich des Nabels eingestochen. Es muß nochmals betont werden, daß intraperitoneale Injektionen sehr flach gesetzt werden müssen, da tiefe Injektionen versehentlich in die Abdominalluftsäcke eindringen und somit möglicherweise den Erstickungstod des Vogels verursachen können.

Injektionsnarkotika

Zahlreiche Barbiturate wurden bei verschiedenen Vogelarten mit Erfolg angewendet. Amobarbital-Na wurde Hühnern, Enten und Gänsen in einer Dosierung von 35 bis 53 mg/kg intravenös verabreicht.[84,97,142] Die Wirkung trat sofort ein, die Narkose hielt etwa 1–4 Std. an. Nach intraperitonaler, intramuskulärer oder intravenöser Applikation von Phenobarbital-Na beim Huhn schwankte nicht nur der Zeitraum bis zum Wirkungseintritt sondern auch die Narkosedauer. Eine Dosierung von 180 μg/Vogel löste bei Wellensittichen unterschiedliche, vor allem individuelle Reaktionen aus.[137] Pentobarbital-Na kann vielen Vogelarten, einschließlich Pute, Huhn, Ente, Taube, Sperling, Rotkehlchen, Fink, Kanarienvogel, Wellensittich und Papagei erfolgreich verabreicht werden.[78] *Friedburg* stellte fest, daß der Wirkungseintritt bei der intramuskulären Verabreichung von 1,5 mg Pentobarbital-Na/30 g Körpergewicht an Wellensittichen nach 1–5 Minuten sichtbar wird und die Narkose 32 Minuten andauert.[85] Arnall kam zu ähnlichen Ergebnissen, indem er eine Dosis von 4 mg/100 g bei Kanarienvögeln, Wellensittichen und Papageien benutzte.[12]

Thiopental-Na, das verschiedenen Geflügelarten in einer Dosierung von 13,2–26,4 mg/kg intravenös gegeben wurde, führte zu einem schnellen Wirkungseintritt mit einer Narkosedauer von 8–12 Minuten und einer Aufwachphase von fast 20 Minuten.[142] Vergleichbar war Thiamylal-Na, das beim Pinguin (10,4 mg/kg i.v.) zu einer Narkose von nur 12 Minuten und einer 20minütigen Aufwachphase führte.[63,64]

Unter den zahlreichen Injektionsanästhetika galt Equi-Thesin, eine Mischung aus Pentobarbital-Na (9,6 g/l), Chloralhydrat (42,6 g/l) und Magnesiumsulfat (21,2 g/l)[78] als das Narkosemittel der Wahl für Vögel.[87,90,91,170,186,195] Der Vorteil dieses Narkosemittels bestand darin, daß nur eine einzige, relativ kleine Dosis via i.m.-Injektion erforderlich war, um nach 14–27 Minuten zu einer Narkose über 25–60 Minuten zu gelangen. Die empfohlene Dosierung betrug 2,0–2,5 ml/kg (0,20–0,25 ml/100 g) des Körpergewichtes. Equi-Thesin ist allerdings nicht mehr kommerziell erhältlich.

Bei vielen verschiedenen Tierarten werden Wirkstoffe einer relativ neuen Gruppe, die Cyclohexylamine, zur parenteralen Narkose eingesetzt. Einige dieser Präparate, nämlich Phencyclidin, Ketamin und Tiletamin sind auch für Vögel geeignet.[22,29,78,95,133,154] Von den o.g. Präparaten hat besonders das Ketamin eine weitverbreitete Anwendung erfahren.[8,23,27–29,82,104,105,133,134,139,154,155,162,170,183] Während sich Ketamin vorzüglich für die Ruhigstellung, klinische Untersuchung und für kleinere Eingriffe eignet, besteht Zweifel an seiner Effektivität beim Einsatz in der allgemeinen Chirurgie und anderen, mit größeren Schmerzen verbundenen Eingriffen. Für die genannten Indikationen kann aber in Verbindung mit einem Inhalationsanästhetikum, wie Halothan oder Methoxyfluran, eine Wirkungssteigerung des Ketamins seinen Einsatz sinnvoll machen. Phencyclidin-HCl (1–2 mg/kg i.m.) wurde ebenfalls zur Immobilisierung verschiedener Vogelarten verwendet.[95]

Die Dosierung für Ketamin beträgt bei Wellensittichen 1–3 mg/30 g i.m., bei Eulen und Greifvögeln 15–20 mg/kg i.m.[28,154] Andere empfehlen 100–200 mg/kg i.m. bei Vögeln, die weniger als 100 g wiegen; 50–100 mg/kg i.m. bei einem Körpergewicht zwischen 250–500 g; 20–100 mg/kg bei einem Körpergewicht zwischen 500–3000 g und 20–50 mg/kg i.m. bei Vögeln, die mehr als 3000 g wiegen.[27]Bei mehreren Greifvogelarten wurde eine Mischung aus Ketamin-HCl und Diazepam (Benzodiazepin) erfolgreich angewandt.[179]

Aus einer großen Anzahl unterschiedlichster Pharmaka, die darüber hinaus zur Narkose eingesetzt wurden, soll noch das Xylazin, als gutes Sedativum bekannt, angeführt werden. Xylazin wurde einer Reihe von Vogelarten in einer Dosierung von 1–100 mg/kg i.m. verabreicht.[146] Ein sedativer Effekt zeigte sich nach 1–15 Minuten, bis zur maximalen Wirkung vergingen jedoch noch 10–120 Minuten.

In Großbritannien werden von den für die Injektionsnarkose bestimmten Pharmaka vor allem zwei bei Vögeln angewandt. Saffan, ein steroides Anästhetikum, wird bei einer großen Anzahl von Vogelarten benutzt.[42,53,55,56,81,83,102] Es hat eine kurze Wirkungsdauer (5–10 Min.) und offenbar eine sehr große Toleranzspanne. Als zweites empfiehlt sich Metomidat (Hypnodil) als Sedativum/Hypnotikum oder Anästhetikum, dessen Wirkung dosisabhängig ist.[42,49,50,51,52,73,114,157,158,160,184]

Auch Metomidat hat eine weite Toleranzspanne und führt zu einer relativ kurzen Aufwachphase. Man kann es allein als Narkotikum einsetzen (nicht für Tauben!) oder, wenn erforderlich, ebenfalls als Prämedikation für eine Inhalationsnarkose verabreichen.

Schließlich wurden auch noch Wirkstoffe wie Chloralhydrat, α-Glucochloralose oder Urethan zur Anästhesie von Vögeln benutzt. Diese Narkosemittel werden aber vor allem in der experimentellen Chirurgie und weniger in der klinischen Praxis eingesetzt.

Inhalationsnarkose

Trotz der weitverbreiteten Anwendung von Inhalationsnarkotika im veterinärmedizinischen Bereich, findet man in älterer Literatur über Vögel Hinweise darauf, daß bestimmte Besonderheiten des aviären Atmungssystems den Gebrauch von Inhalationsnarkotika bei Vögeln ausschließen.[46,87,101,142] Im Grunde spricht aber nichts dagegen, Inhalationsnarkotika bei Vögeln ebenso wie bei Säugetieren, Reptilien oder anderen Tieren anzuwenden.[134]

In der Vergangenheit wurden flüchtige Wirkstoffe, wie Äther,[16,68,80,85,86,101,112,142,167] Chloräthyl,[85,86] Cyclopropan[12,13,109] und Chloroform[12,74,142,167] verwendet. Äther, Chloräthyl und Cyclopropan haben zwar verschiedene Nachteile, die leichte Entflammbarkeit und Explosivität stellen jedoch bei allen drei ein Problem dar. Chloroform ist zudem hoch toxisch und stark schleimhautreizend und sollte daher nicht mehr eingesetzt werden.

Gegenwärtig finden vor allem Wirkstoffe wie Halothan, Methoxyfluran und Stickoxid (Lachgas) Anwendung. Halothan gilt dabei z.Z. als Mittel der Wahl.[8,10,12,42,98,101,119,156,167,168,213] Stickoxid (N_2O), das häufig mit Inhalationsnarkotika kombiniert wird, führt offenbar selbst in einer Konzentration von über 90% nicht zu einem operationsfähigen Narkosestadium.[12,121,185]

Halothan ist das sicherste Inhalationsnarkotikum. Es erlaubt eine genaue Kontrolle der Narkosegas-Konzentration in der Inspirationsluft, hat einen kurzen Induktionszeitraum und läßt eine kurze Aufwachphase zu. Zum effektiven Einsatz von Halothan wird allerdings ein Präzisionsverdampfer benötigt.[111,134,200]

Bei kleinen Vögeln kann die Einleitung der Narkose mit einer Konzentration von ungefähr 2% Halothan in 0,5–1,0 Liter Sauerstoff erreicht werden. Größere Vogelarten benötigen entsprechend 2–4% Halothan. Gesundheitsschädigungen der Vögel sind nicht zu befürchten, wenn die Halothan-Konzentration in der Inspirationsluft zwischen 1,0–1,5% beträgt. Einleitungs- und Aufwachphase sind in der Regel sehr kurz, sie dauern oft nur einige Minuten.

Methoxyfluran ist ein weitverbreiteter Wirkstoff für die Inhalationsnarkose beim Vogel.[8,25,30,90,91,112,144,152,153,213] Zweifellos ist die Popularität dieses Pharmakons auf seine geringe Toxizität und große Sicherheitsspanne zurückzuführen. Verglichen mit Halothan sind die wesentlichen Nachteile von Methoxyfluran die längere Induktionszeit (8–10 Minuten) sowie eine längere Aufwachphase. Die Tatsache, daß Methoxyfluran zu langsameren Veränderungen der Narkosestadien führt, kann sowohl ein Vor- als auch ein Nachteil sein.[134] Methoxyfluran ist ebenso wie Halothan bei Raumtemperatur nicht explosiv und auch bei gleichzeitiger Anwendung der Elektrochirurgie geeignet.

Die Einleitung einer Inhalationsnarkose kann auf verschiedene Weise ausgeführt werden. Eine der zuerst angewandten und einfachsten Methoden war das Tropfen oder Sprayen eines flüchtigen Wirkstoffes direkt in die Nasenlöcher eines Vogels unter Verwendung einer kleinen Spritze mit einer feinen Nadel.[86,175] Obwohl mit dieser Methode zufriedenstellende Ergebnisse erzielt werden konnten, wird diese Applikation der Narkosemittel nicht mehr empfohlen, da sie (wie z.B. Äther) bei direktem Kontakt zu Irritationen der Nasenschleimhaut führten.

Kleine Vögel können anästhesiert werden, indem man sie in eine durchsichtige Glas- oder Plastikbox, Einweg-Glas, Standzylinder oder in einen Plastikbeutel setzt, der ein mit einem flüchtigen Narkosemittel getränktes Baumwollkissen enthält.[67,206,222] In dem durchsichtigen Behältnis kann man das Anästhesiestadium und mögliche Komplikationen genau beobachten. Ziervögel, die selten angefaßt werden und bei denen diese Manipulation deshalb zu einer ernsthaften Belastung führen würde, können ohne Schwierigkeiten narkotisiert werden, indem der ganze Käfig in eine Klarsichtfolie eingehüllt wird.[153] Vorher sollten allerdings Futter, Leckerbissen- und Wasserschalen, Spielsachen, Schaukeln und Leitern aus dem Käfig entfernt und die Sitzstangen in einer tieferen Ebene angebracht werden. Anschließend legt man entweder ein mit dem Narkotikum getränktes Baumwollkissen in den mit der Plastikfolie abgedichteten Käfig oder leitet ein Narkosegasgemisch direkt aus dem Narkosegerät in den Käfig.

Schließlich lassen sich kleine und große Vögel auch dadurch anästhesieren, indem ihnen eine Maske über den Kopf (einschließlich der Nasenlöcher) gestülpt wird, während die Vögel durch Zwangsmaßnahmen fixiert sind. Die Art der verwendeten Maske muß natürlich für die zu narkotisierende Vogelart geeignet sein. So können kleine Masken, die für Katzen, Hunde oder Primaten gedacht waren, sowie Plastiktrichtermasken mit einer Gummimembran benutzt werden. Oft muß eine Maske aber auch für den speziellen Fall neu konstruiert werden. Solche Masken lassen sich einfach aus kleinen, durchsichtigen Plastikbeuteln, an denen eine dünne Gummimembran angebracht wird, herstellen.[153] Die Plastikkörper einer Einmal-Spritze lassen sich ebenfalls als Maske umbauen. Dabei ist es wichtig zu berücksichtigen, daß ein beträchtlicher Sauerstoffzufluß aus dem Anästhesiegerät kommt und eine solche Maske unbedingt locker sitzen muß, da ein luftdichtes System durch Aufblähung des Atemtraktes Verletzungen hervorrufen kann.[134]

Ist der Vogel erst einmal anästhesiert, sei es mittels eines flüchtigen oder nichtflüchtigen Narkosemittels, kann die Anästhesie durch ein Inhalationsnarkotikum aufrechterhalten werden, wobei man entweder halboffene Systeme oder solche mit geschlossenem Kreislauf verwendet. Vögel, die weniger als 4,5 kg wiegen, sollten in halboffenen Systemen narkotisiert werden. Für größere Vögel kann ein geschlossenes System verwendet werden. Ein übermäßiger Totraum in der Maske oder dem Leitungssystem läßt sich vermeiden, indem für einen hohen Zufluß an Narkosegasgemisch gesorgt wird.

Intubation

Zunächst sollte immer versucht werden, den zu narkotisierenden Vogel zu intubieren. Bei kleinen Finken, Kanarienvögeln und kleinen Papageien, wie Wellensittichen und Agaporniden, ist dies allerdings nicht immer möglich. Jeder Vogel jedoch, der etwa 100 g oder mehr wiegt, kann und sollte intubiert werden. Katheter für die Intubation von Säuglingen, Kindern, Hunden und Katzen sind auch für

Vögel geeignet. Manchmal ist es erforderlich, diese Katheter zur Verringerung des Totraums zu kürzen.

Es darf jedoch nicht außer acht gelassen werden, daß Salivation oder die Bildung von Trachealschleim sowie die mögliche Regurgitation von Futterpartikeln aus dem Kropf zu schweren Komplikationen während der Narkose führen können. Ist die Intubation der Trachea aus organisatorischen Gründen nicht möglich, kann auch ein Plastik- oder Gummischlauch mit entsprechendem Durchmesser in den Oesophagus eingeführt werden, um den regurtierten Inhalt des Verdauungstraktes aufzufangen. Ferner sollte die Zunge, besonders die sehr muskulöse Zunge der Papageien, möglichst gestreckt am Unterschnabelboden festgehalten werden, damit sie die Glottis nicht verlegt. Schleim oder Speichel sollten ständig mit Tupfern aus der Schnabelhöhle entfernt werden.

Schließlich ist noch darauf hinzuweisen, daß Trachealschleim eine Obstruktion verursachen kann, unabhängig davon, ob der Vogel intubiert ist oder nicht. Dabei kann sich der Schleimpfropf schon während der Intubation von der Rachenschleimhaut in die Katheterspitze geschoben haben oder der Trachealschleim hat sich anschließend in der Trachea an der Katheteröffnung angesammelt. Wird eine derartige Verstopfung bemerkt, sollte der Tubus gewechselt oder, wenn nötig, auch die Trachea abgesaugt werden. Es wurde schon unter Prämedikation darauf hingewiesen, daß durch i.m.-Applikation von Atropin-Sulfat die Bildung von Trachealschleim verhindert oder zumindest stark herabgesetzt werden kann.

Bevor auf den Sauerstoffzufluß für jede einzelne Vogelart näher eingegangen werden kann, müssen einige kurze Anmerkungen vorausgeschickt werden. Verwendet man für die Inhalationsnarkose einen Präzisionsverdampfer, sollte der Sauerstoffzufluß so eingestellt sein, daß eine Konstanz gewährleistet ist, etwa 200 ml pro Minute.[134] Benutzt man ein Zirkulationssystem, muß die Sauerstoffzufuhr in den ersten 5 Minuten relativ hoch sein und dann auf das Erhaltungsniveau herabgesetzt werden. Das Erhaltungsniveau sollte den wirklichen Sauerstoffverbrauch nicht überschreiten, z.B. Huhn – 20 ml/Min., Sperling – 1,2 ml/Min. Wird mit einem halboffenen System gearbeitet, muß die O_2-Zufuhr das Dreifache des Atmungsvolumens pro Minute betragen, z.B. Huhn – 770 ml; Sperling – 25 ml.[134]

Schließlich können verschiedene andere Faktoren eine erfolgreiche Anästhesie und Chirurgie am Vogel erheblich einschränken. In diesem Zusammenhang ist der Aufrechterhaltung der physiologischen Körpertemperatur durch entsprechende Vorkehrungen besonderes Augenmerk zu schenken. Es ist unbedingt davon abzuraten, die Vögel auf einen kalten, metallenen Operationstisch zu legen. Statt dessen sind die Vögel besser auf einem Warmwasserheizkissen zu fixieren. Ist ein solches Kissen nicht verfügbar, bedeckt man den Operationstisch zur Wärmeisolation auf jeden Fall mit Handtüchern oder Laken.

Für die narkotisierten Vögel besteht die Gefahr eines Kreislaufversagens, wenn eine abrupte Bewegung durch plötzliches Aufheben oder Niederlegen des Vogels gemacht wird. Bei schwerkranken oder hypovolämischen Vogelpatienten kann ein solcher Kreislaufkollaps ausreichen, um einen Herzstillstand auszulösen.

Es ist selbstverständlich, daß der Blutstillung bei jedem chirurgischen Eingriff am Vogel große Aufmerksamkeit gewidmet werden muß.[65] Geht man bei kleinen Vögeln von einem Blutvolumen von 100 ml/kg[134] aus, dann beträgt das Blutvolumen eines Wellensittichs, der zwischen 30–50 g wiegt, 3,9–6,5 ml. Ein Blutverlust von 10–20 Tropfen entspricht 1/8–1/4 des Blutvolumens dieses Vogels. Ein derartiger Blutverlust kann bei einem entkräfteten narkotisierten Vogel einen schweren Kreislaufkollaps mit anschließendem Herzstillstand verursachen. Größere Vögel verkraften offensichtlich auch größere Verluste ihres Blutvolumens ohne erkennbare Störungen des Allgemeinbefindens. Ungeachtet der Größe eines Vogels sollte der Blutverlust während einer Operation allerdings immer auf ein absolutes Minimum beschränkt bleiben.

Stellt man bei einem Vogel eine Hypovolämie, starke Blutung und/oder Exsikkose fest, sollten entsprechende Behandlungsmaßnahmen ergriffen werden. Großen Vögeln kann durch die intravenöse Verabreichung von Elektrolytlösungen geholfen werden. Aus technischen Gründen ist diese Methode des Flüssigkeitsersatzes bei kleineren Vögeln schwieriger durchzuführen; hier können jedoch geeignete Lösungen entweder in die Brustmuskulatur oder subkutan injiziert werden.

Ein Atemstillstand tritt, wenn überhaupt, in Verbindung mit wenigen frühen Symptomen beginnender Atemstörungen auf. Bei kleinen Vögeln, die zum Teil für eine Apnoe anfällig zu sein scheinen, kann ein solcher Zwischenfall schnell tödlich enden. Ein Atemstillstand von mehr als 5 Sek. gilt bei Wellensittichen als Indikation für eine künstliche Zwangsbeatmung.[86,163]

Wurde kein Tracheotubus gelegt, sollte man eine Apnoe durch 1. Drosselung der Inhalationsnarkose, 2. Zufuhr von Sauerstoff und 3. Einsetzen einer Zwangsbeatmung durch Fingerdruck auf das Brustbein im Rhythmus von 2/Sek. behandeln.

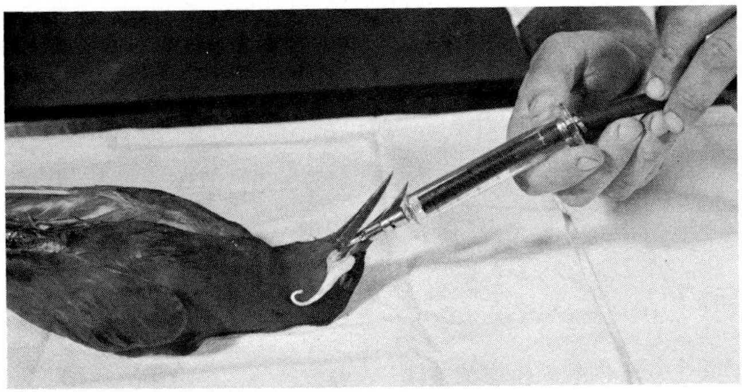

Abb. 4.4 Einfache Apparatur zur Wiederbelebung eines Vogels, bestehend aus einem Euter-Injektor, einem 10-ml-Spritzenkörper und dem Sauerstoffschlauch

Der Einsatz eines Tracheotubus erleichtert die künstliche Beatmung (Abb. 4.4). Die Atmungsorgane können durch Zufuhr von Sauerstoff von dem Inhalationsnarkotikum befreit werden. Stellt es sich als notwendig heraus, die Atmung durch manuelle Manipulation zu unterstützen, sollte man vorsichtig sein, damit das Atmungssystem nicht übermäßig aufgebläht wird und dadurch die Luftsäcke versehentlich zerreißen. Mehrere Autoren stellen besonders die Verwendung von Sauerstoff während der Aufwachphase heraus.[98,109]

Das Eröffnen eines Luftsackes bietet eine der wenigen anderen Möglichkeiten, einen Vogel mit Atemstillstand künstlich zu beatmen.[32,213] Dabei wird ein Trokar in einen Luftsack (z.B. Interklavikularluftsack) eingestochen, durch den man einen Polyethylenschlauch in den Luftsack einführt. Anschließend wird der Trokar sofort wieder entfernt. Sauerstoff oder ein anderes Atemluftgemisch kann jetzt als Einbahn-Zwangsbeatmung durch den Katheter geleitet werden. Diese Methode sollte aber nur bei Vögeln Anwendung finden, die mehr als 50 g wiegen. Auf diese Weise läßt sich auch eine Anästhesie durchführen, indem man der Inspirationsluft oder dem Sauerstoff ein Inhalationsnarkotikum beimischt, das über den Katheter in den Luftsack geleitet wird.

Schließlich wurde der Gebrauch zentraler Analeptika zur Wiederbelebung beschrieben. Dabei injizierte man Bemegrid (Methyldioxopiperidin) in einer Dosierung von 0,2 ml/30 g Körpergewicht (Konzentration der Lösung 35 mg/ml).[86]

Lokalanästhesie

Nicht selten wird in der Praxis ein chirurgischer Patient vorgestellt, bei dem eine Lokalanästhesie als Methode der Wahl indiziert gewesen wäre, hätte es sich um einen Hund, eine Katze oder andere herkömmliche Haustiere gehandelt. In der Literatur weisen viele Berichte auf das große Risiko bei der Verwendung von Lokalanästhetika an Vögeln hin, daher wird der allgemeine Gebrauch einer örtlichen Betäubung nicht empfohlen. Man geht davon aus, daß die erhöhte Toxizität des Lokalanästhetikums auf einer größeren Empfindlichkeit der Vögel beruht und aus diesem Grund als Ursache für zahlreiche Todesfälle angesehen werden kann. Es gibt jedoch auch eine Untersuchung, nach der dieses Problem nicht allein auf eine höhere Empfindlichkeit der Vögel, sondern vor allem auf eine absolute Überdosierung zurückzuführen sein soll.[134]

Kleinere Vögel vertragen Lokalanästhetika offenbar dann, wenn der Wirkstoff verdünnt wird. Vögel der Größenordnung von Kanarien, Sittichen und Agaporniden tolerieren z.B. 0,20 bis 0,25%iges Prokain. Größere Vögel vertragen sogar noch höhere Konzentrationen von Lokalanästhetika,[31] ungeachtet der Größe ist jedoch die absolute Dosierung (mg/kg) entscheidend. Die für eine Lokalanästhesie bei Hunden oder Katzen üblichen Vorsorgemaßnahmen sollten auch bei Vögeln getroffen werden.

Als wichtiger Gesichtspunkt beim Einsatz einer Lokalanästhesie ist vielleicht der einer fest umgrenzten Indikation, z.B. bei kleinen, sehr geschwächten oder unter starker Atemnot leidenden Vögeln anzusehen. Während der Fixation des Vogels muß auf besondere Sorgfalt geachtet werden, um auf jeden Fall eine Unterbrechung oder Behinderung der Atmung zu vermeiden. Bei der Manipulation mit Vögeln, die deutliche Atemnot zeigen, sollte immer die Möglichkeit einer Sauerstoffzufuhr bestehen.

Oft läßt sich der tatsächliche Wirkungsgrad der örtlichen Betäubung aufgrund der unkontrollierten und nicht direkt auf die Manipulation erfolgenden Abwehrbewegungen des Vogels nur schwer abschätzen. Äußerst ruhiges Vorgehen, eine geräuschlose Umgebung und ein dunkles Tuch oder Kappe, die den Kopf des Vogels abdecken, ohne jedoch die Luftzufuhr zu beeinträchtigen, sind wichtige unterstützende Maßnahmen, um einen Vogel entspannt und ruhig zu halten, während unter Lokalanästhesie sehr kurze und einfache chirurgische Eingriffe durchgeführt werden.

Orale Narkose

Als abschließendes Kapitel dieses Abschnittes sollen noch die peroral zu applizierenden Narkosemittel berücksichtigt werden. Unter normalen Umständen wird diese Art der Narkose zwar selten eingesetzt, sind Ziervögel jedoch entflogen, nur schwer zu ergreifen oder müssen einzelne Wildvögel aus einer Gruppe herausgefangen werden, ermöglicht die Verabreichung von Narkosemitteln über das Futter eine zufriedenstellende Immobilisation oder gar Narkose solcher Tiere. Bisher wurden dazu folgende Wirkstoffe eingesetzt: Chloralhydrat[142], Glucochloralose[57,58,59,150,160,181,215–218], Chlordiazepoxid[171], Metomidat[160,216], Methohexital-Na[160], Pentobarbital-Na[145,171,204], Amobarbital-Na[97], Sekobarbital-Na[160], Tribromoethanol[148,166] und Thiopental-Na.[199,201,217] Die einzelnen Dosierungen dieser Narkosemittel sowie die Applikationsmethoden sind der angeführten Originalliteratur zu entnehmen.

Allgemeine Chirurgie

Eine Vielzahl besonderer Voraussetzungen für die Chirurgie am Vogel wurde beschrieben.[7,9,11,12,14,19,21,33,71,89,93,125,126,151,191,198,210] Dabei ist die Chirurgie am Vogel im allgemeinen nicht komplizierter als die Routineverfahren, die die meisten praktizierenden Tierärzte alltäglich durchführen.[66,95] Eine umfassende präoperative Beurteilung des Patienten ist in diesem Zusammenhang von überragender Bedeutung, da viele Vögel erst in einem fortgeschrittenen Stadium der Erkrankung zum Tierarzt gebracht werden. Selbst wenn in solchen Fällen nicht immer zufriedenstellende Ergebnisse erzielt werden können, sollte man die Vogelchirurgie nicht generell in Frage stellen.

In der täglichen Praxis werden chirurgische Eingriffe vor allem auch an kleinen Vogelarten durchzuführen sein. Aus diesem Grund kann die Bedeutung der Blutstillung und die Anwendung von Operationstechniken, die den Blutverlust auf ein Minimum senken, nicht genug betont werden. Die Verwendung von sterilen Watteträgern (mit Baumwollspitzen) für die stumpfe Präparation und zum Tupfen, kleine Mosquitoklemmen, eine doppelte Ligatur der Blutgefäße und rechtzeitig vorbereitete sterile O.P.-Tupfer tragen erheblich zum Erfolg einer Operation bei. Instrumente aus der Augenheilkunde, wie spezielle chirurgische und anatomische Pinzetten und kleine gebogene Scheren, erleichtern die Eingriffe im feinen Gewebe kleiner Vögel erheblich.

Obwohl Vögel gegenüber Wundinfektionen zwar ziemlich widerstandsfähig sind, sollte bei allen chirurgischen Eingriffen am Vogel möglichst auf Asepsis geachtet werden. Im Operationsfeld wachsende Federn müssen gerupft werden (sie wachsen innerhalb von fünf bis sechs Wochen vollständig nach), anschließend wird das O.P.-Gebiet genauso wie bei Säugetieren für die Operation vorbereitet. Da die Haut der kleineren Vögel sehr empfindlich ist, sollten rauhe Gazetupfer und ein zu starker Fingerdruck bei der Reinigung der Haut allerdings vermieden werden. Weiche, sterile Wattetupfer (aus Baumwolle) eignen sich zur Wundreinigung besser. Es ist ebenfalls darauf zu achten, daß das Federkleid nicht mit zuviel Wasser durchnäßt wird, da kleinere Vögel dadurch ausgekühlt werden können. Zur Desinfektion der Haut benutzt man am besten milde Oberflächendesinfektionsmittel (wie z.B. Buraton o.ä.), auf konzentrierte Jodlösungen sollte dagegen verzichtet werden.

Abdecktücher sind allgemein zu empfehlen. Bei sehr kleinen Vogelarten ist es jedoch nicht immer zu vermeiden, daß die O.P.-Tücher nicht nur das Operationsfeld, sondern den ganzen Vogel überdecken, und dadurch die kontinuierliche Beobachtung des narkotisierten Patienten sehr erschwert wird. Schließt die Größe des Patienten die Verwendung von üblichen O.P.-Tüchern aus, können als möglicher Ersatz für die Textiltücher auch kommerziell erhältliche transparente Polyethylentücher, die eine vollständige klinische Beurteilung eines kleinen Vogels ermöglichen, verwendet werden. Bei größeren Vögeln schließlich lassen sich zur Erhaltung des gereinigten Operationsgebietes chirurgische O.P.-Tücher entsprechend der Vogelgröße verwenden.

Nachdem die Vögel operationsbereit in Narkose liegen, werden kleinere Vogelarten mit Hilfe eines Klebebandes auf dem O.P.-Tisch fixiert. In manchen Fällen ist es vorzuziehen, daß eine Assistenz den Vogel vorsichtig hält. Größere Vögel können nach entsprechender Lagerung fixiert werden, indem man Klebebänder an den Flügeln und Schnüre an den Beinen befestigt. Vögel sollten, wie oben erwähnt, zur Operation nicht auf einen kalten, metallenen Tisch gelegt werden. Ein Warmwasserheizkissen erscheint zur Erhaltung der Körpertemperatur als bestes Mittel, ein elektrisches Heizkissen oder ein gut gepolstertes Brett erweisen sich als zufriedenstellende Alternativen.

Wundnähte sollten beim Vogel kontinuierlich überprüft werden, da man ständig mit einem „Bepicken“ an den Nähten rechnen muß. Eine aseptische Chirurgie hilft bei der Vermeidung des „Pick-Problems“. Die Verwendung von t-Catgut, in Verbindung mit einer atraumatischen Nadel und einer einfachen fortlaufenden Naht, verhindert das Risiko einer Gewebsreizung sowie die für den Vogel interessant erscheinenden Knoten und Nahtenden. Bei der Verwendung dieser Nahtmaterialien und -technik wurden hinsichtlich der Wundheilung kei-

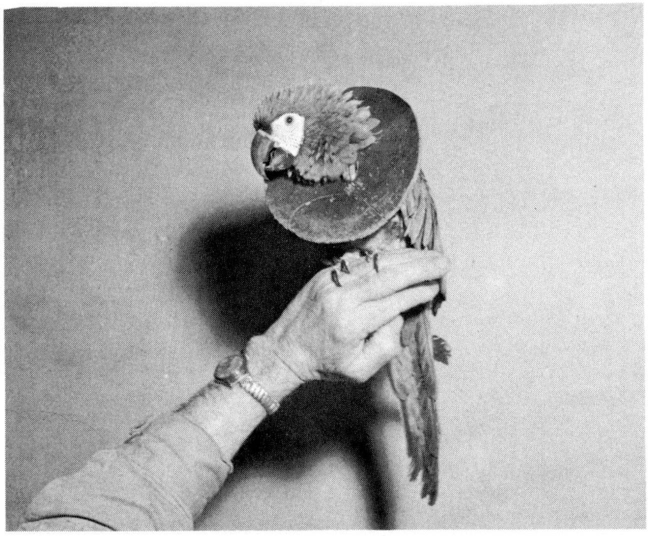

Abb. 4.5 Elisabeth-Halskragen für größere Vögel, hergestellt aus Leder oder Plastik, für kleine Vögel aus einer Spielkarte

ne Probleme festgestellt. Die fortlaufenden Catgut-Nähte sind auch deshalb nichtresorbierbarem Nahtmaterial und Einzelheften oder Matratzennähten vorzuziehen, da eine nochmalige Vorstellung des Patienten zum Fädenziehen entfällt.

Nach einer Operation sollten alle Vögel für mehrere Stunden unter intensiver Beobachtung bleiben, da der Vogel meistens während dieser Zeit an der Naht pickt und dadurch eine schwere Blutung hervorgerufen werden kann. Nach vier oder fünf Tagen haben Manipulationen an der Naht keine ernsthaften Folgen mehr. Um eine Bearbeitung der Wundnaht durch den Vogel zu vermeiden, kann ein „Elisabeth-Kragen" aus Pappe, Plastik, Aluminium oder Leder angelegt werden (Abb. 4.5), der einerseits groß genug sein muß, um den Operationsbereich wirkungsvoll vor dem Vogelschnabel zu schützen, andererseits den Vogel aber nicht ernsthaft behindern darf.

Spezielle Chirurgie

Kopf

Augen

Enukleation und Kataraktoperation wurden am Vogelauge schon mit Erfolg durchgeführt. Obwohl sich Indikationen für solche Operationen nur selten stellen, kann man doch recht erfolgreich anerkannte O.P.-Methoden von Säugetieren übernehmen.

Die Notwendigkeit zur Enukleation eines Augapfels ist beispielsweise nach einem schweren Kopf-Trauma, einer chronischen Infektionserkrankung oder Veränderungen durch Neoplasmen gegeben. Wenn durch den Krankheitsverlauf nicht ein chirurgischer Eingriff kontraindiziert ist, kann die Enukleation selbst bei kleinen Vögeln erfolgreich verlaufen.

Im Vergleich zur Gesamtgröße ist der äußerlich sichtbare Bereich des Vogelauges relativ klein. Abhängig von der jeweiligen Vogelart kann die Form des Augapfels unterschiedlich sein und von halbkugelig über kugelförmig bis zylinderförmig reichen. Ein charakteristisches Merkmal des Vogelauges sind die Skleral-Knöchelchen, die den Sklera-Ring des Vogelauges bilden. Bei allen Vogelarten fügt sich der Augapfel eng in die Orbita ein. Deshalb ist es oft notwendig, den medialen und lateralen Augenwinkel einzuschneiden, um zur vollständigen Entfernung des Augapfels auch Zugang zum Bereich des Nervus opticus zu gewinnen. Nach der Legierung der Gefäße kann die Orbita mit blutstillenden Schaumstoffwürfeln aufgefüllt werden. Die Lidränder werden mit der Schere begradigt und anschließend zusammengenäht.

Häufiger werden bei Vögeln Katarakte diagnostiziert. Ihre Entfernung ist jedoch selten erforderlich, es sei denn, der Prozeß tritt beidseitig auf. Die Kataraktchirurgie läßt sich bei Vögeln, die etwa Taubengröße oder mehr erreichen, erfolgreich durchführen. Für kleinere Arten, wie Kanarienvögel oder Sittiche, ist sie allerdings nicht empfehlenswert. Die angewandte Operationstechnik ist die gleiche, die für Hunde und Katzen beschrieben wird.

Nasennebenhöhlen

Viele Vögel erkranken häufig und wiederholt an einer Entzündung der Nasennebenhöhlen. Die Mehrzahl solcher Fälle läßt sich erfolgreich mit Breitband-Antibiotika behandeln. Bei einem gewissen Prozentsatz dieser Infektionen verläuft die Erkrankung jedoch chronisch und die Nasennebenhöhlen füllen sich in relativ kurzer Zeit vollständig mit einer käsigen Masse und schwellen im Gesichtsbereich an (Abb. 4.6).

Im Gegensatz zu den Nasennebenhöhlen des Säugetierschädels besteht die laterale Wand der Nasennebenhöhle beim Vogel aus Haut und Muskulatur. Die Entfernung der eingedickten oder käsigen Massen (ähnlich dem Eiter) kann somit ohne große Komplikationen vonstatten gehen.

Eine Einschränkung ergibt sich möglicherweise nur aus der Größe des betroffenen Vogels oder seines klinischen Zustandes.

Das O.P.-Feld wird von Federn freigerupft und die äußere Haut vorsichtig aber gründlich gereinigt. Über der Schwellung wird dann ein gerader Schnitt

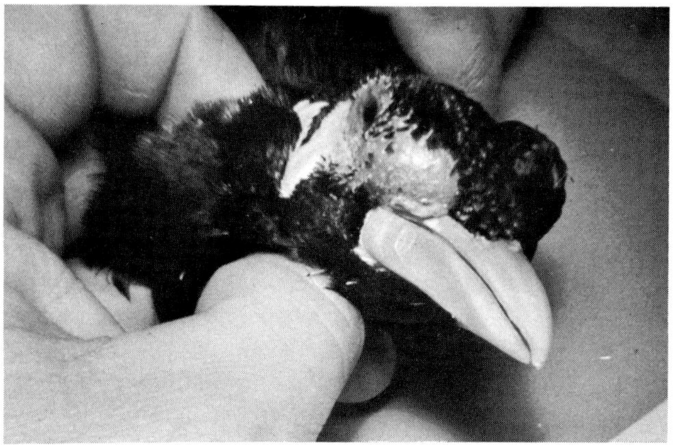

Abb. 4.6 Chronische Sinusitis bei einem Beo mit Schwellungen durch käsige Entzündungsprodukte im Gesichtsbereich

gesetzt. Das käsige Material entfernt man mit Hilfe einer Kürette oder eines ähnlichen löffelartigen Instrumentes entsprechender Größe. Anschließend wird die Höhle mit einer verdünnten wässrigen Lösung aus Silbernitrat oder anderen milden, wässrigen Desinfektionslösungen ausgespült. Abschließend kann eine antibiotische Augensalbe instilliert werden, bevor die Wundnaht erfolgt. Um Rezidiven vorzubeugen, werden drei bis fünf Tage nach der Operation Breitband-Antibiotika verabreicht.

Wachshaut und Nase

Nicht selten läßt sich auf der Wachshaut des Wellensittichs eine Hyperkeratose feststellen. Dieses Bild sollte man nicht mit den Hornhautveränderungen infolge einer Cnemidocoptes-Räude verwechseln, bei der schwammartige und schuppige Wucherungen an der Schnabelbasis und gleichzeitiger Federverlust in diesem Bereich auftreten. Eine echte Hyperkeratose der Wachshaut ist eine Hornhautzubildung unbekannter Ätiologie, die fast nur bei weiblichen Wellensittichen festzustellen ist. Eine solche Hornhautwucherung kann die Nasenlöcher ganz verschließen und/oder die Sicht stark behindern. Unter Allgemeinanästhesie kann das hypertrophierte Gewebe mit Hilfe der Elektrokoagulation oder eines Thermokauters entfernt werden.

Manchmal bildet sich ein Pfropf in einer oder beiden Nasenhöhlen. Ein solcher Pfropf, der aus einer Mischung von Schleim, Staub und abgestorbenen Zellen besteht, tritt gewöhnlich vor allem nach einer chronischen Rhinitis auf. Die Gefahr einer solchen Veränderung besteht darin, daß dieser Nasenpfropf wie ein Kugelventil wirkt und die Luftzufuhr durch die Nase beim Einatmen blockiert. Der Nasenpfropf kann entfernt werden, indem man die Öffnung der Nasenlöcher mit einem Einschnitt nach lateral erweitert und dann eine Kürette passender Größe zur Entfernung der zusammengeballten Schmutzmassen aus dem Nasengang benutzt. Die kurze Schnittwunde läßt sich in der Regel mit einem Einzelheft verschließen.

Schnabel

Am Schnabel können eine Reihe unterschiedlicher Veränderungen, wie Verletzungen mit Blutungen, Neoplasien oder Frakturen, auftreten.[14] Einfache Verletzungen und Blutergüsse unter die Schnabelhornscheide sind relativ unproblematisch. Diese Krankheitsbilder müssen aber von Neoplasien unterschieden werden, da letztere nur eine zweifelhafte Prognose haben. In Ausnahmefällen führt ein schweres äußeres Trauma am Schnabel zu Veränderungen des normalen Schnabelwachstums, so daß es zu Formabweichungen des Schnabels kommt. Liegt ein solcher Befund vor, sind Korrekturschnitte am Schnabel nötig, um eine ausreichende Futteraufnahme zu gewährleisten.

In einigen Fällen werden Neoplasien auch im Bereich des Schnabels festgestellt. Bei den meisten dieser Tumoren am Schnabel handelt es sich entweder um Osteosarkome oder Fibrosarkome. Unabhängig vom speziellen Zelltyp, stellen Schnabeltumore schwere und zugleich entstellende Krankheitsbilder dar. Häufig bricht der Tumor auch zur Schnabelhöhle durch und kann so in Verbindung mit dem charakteristischen gewebszerstörenden Wachstum die Nahrungsaufnahme des betroffenen Vogels erheblich einschränken. Da die meisten dieser Neoplasien inoperabel sind, wirkt eine Behandlung bestenfalls lindernd.

Schnabelfrakturen stellen häufig ein Problem dar, weil eine Ruhigstellung der Fraktur und eine ausreichende Ernährung des Patienten erforderlich sind, bis die Heilung eintritt oder der Schnabel genügend nachgewachsen ist. Oberschnabelfrakturen sind in der Regel einfacher zu behandeln als die des Unterschnabels. In jedem Fall benötigt man ein gewisses Maß an Entwicklungsfreudigkeit und Kreativität, um geeignete Behandlungsmaßnahmen zu entwerfen. Entsprechend der Größe des Vogels können dabei kleine Rush-pins, Kirchner Bohrdrähte, Stahldraht-Material sowie Platten und Schrauben zum Einsatz kommen. Äußere Schienen aus Aluminiumblech, Klebebänder oder ähnliches Material lassen sich ebenfalls verwenden. Der Frakturbereich sollte mindestens für mehrere Wochen ruhiggestellt werden. Während dieser Zeit ist es wichtig, daß der Vogel ausreichend Futter aufnimmt und somit die Ernährung gewährleistet ist. Die Zusammensetzung oder Konsistenz des Futters muß während dieser Zeit so geändert werden, daß die Futteraufnahme des Vogels unterstützt wird.

Durch manche Frakturen des Schnabels wird die Blutversorgung im distalen Frakturfragment derart eingeschränkt, daß dieses schließlich abstirbt. Tritt eine Frakturheilung nicht nach einem angemessenen Zeitraum ein, ist eine Amputation dieses distalen Fragmentes indiziert. Vögel finden sich nach einer solchen Operation durchaus gut zurecht, wenn der Oberschnabel entsprechend beschnitten wird, so daß Futteraufnahme und Schnabelschluß gewährleistet sind.

Nach einem traumatisch bedingten Abriß des Ober- oder Unterschnabels oder einer vollständigen Fraktur im Bereich der Schnabelbasis nahe dem Schädel muß die Möglichkeit in Erwägung gezogen werden, einen künstlichen Schnabel zu konstruieren. Die Befestigung eines Kunstschnabels ist besonders bei kleineren Arten schwierig und sollte am besten regelmäßig erneuert werden. Der Kunstschnabel muß aus einem Material sein, das Krafteinwirkungen während der arttypischen Futteraufnahme eines Papageien standhält.

Ist es nicht möglich, einen künstlichen Schnabel anzubringen oder lehnt der Besitzer eine solche Maßnahme ab, muß der Vogel mit geeignetem Futter (z.B. Brei) auf unbestimmte Zeit manuell gefüttert werden. Weigert sich ein Besitzer, dieser Verpflichtung zuzustimmen, sollte die Euthanasie empfohlen werden.

Schnabelhöhle

An der Basis der Wachshaut und an den Schnabelwinkeln treten manchmal kleine papillomatöse Zubildungen auf. Befinden sich diese Papillome an der Kommissur zwischen Ober- und Unterschnabel, kann bei entsprechender Größe die Futteraufnahme beeinträchtigt werden. Durch Verletzung während des Fressens treten oft Blutungen auf. Unter flacher Allgemeinnarkose oder manueller Fixation des Vogels ist es einfach, diese Papillome abzubinden und auszuschneiden. Beim Entfernen der Papillome hat sich auch der Einsatz eines Thermokauters bewährt.

Abszesse am Rachendach oder der Zunge treten bei Vögeln, vor allem bei Tauben und Papageien, nach chronischem Vitamin A-Mangel auf.[5,207] Abhängig von ihrer Größe und Lokalisation ist es möglich, daß dadurch die Futteraufnahme des Vogels behindert oder sogar unterbunden wird. Werden

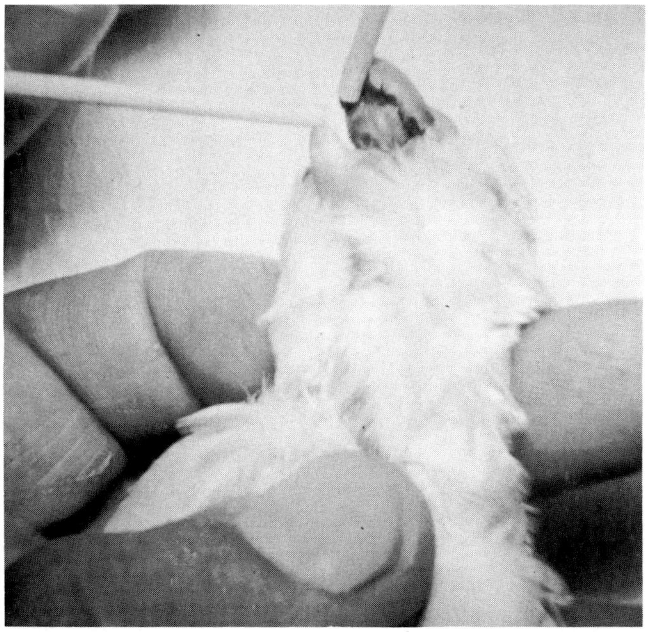

Abb. 4.7 Leiomyosarkom des Gaumens bei einem Sittich

diese Abszesse bei einem Vogel festgestellt, sollten sie aufgestochen und das käsige Material mit einer kleinen Kürette entfernt werden. Danach spült man den Wundbereich mit einem milden Desinfektionsmittel aus. Darüber hinaus ist es ratsam, dem Vogel Vitamin A parenteral sowie als Supplementierung des Futters zu geben.

Fremdkörper lassen sich häufig in der Schnabelhöhle eines Vogels nachweisen. So wurden Heftklammern, Reißnägel, harte Samenhülsen usw. gefunden, die in der muskulösen Zunge eines Papageien oder an anderer Stelle im weichen Gewebe des Rachens steckten. Die Entfernung solcher Fremdkörper und die Nachbehandlung entsprechen tiermedizinischen Routineverfahren.

Manchmal werden benigne oder maligne Zubildungen im Bereich des Pharynx festgestellt (Abb. 4.7). Diese Tumoren müssen entsprechend dem Einzelfall behandelt werden; die Prognose wird u.a. durch deren Größe, Lokalisation und das Allgemeinbefinden des Vogels bestimmt.

Verdauungssystem

Kropf

Von den verschiedenen Abschnitten des Verdauungstraktes der Vögel müssen chirurgische Eingriffe am häufigsten am Kropf durchgeführt werden. Folgende Krankheitsbilder werden u.a. festgestellt:

Fremdkörper, Steinbildung, „Saurer Kropf", verursacht durch eine chronische Dilatation, und Rißwunden. Bei vielen Vogelarten kommt es leicht zu Anschoppungen im Kropf, die, wenn sie chronisch werden, zur Erweiterung dieses Organs führen. Eine Anschoppung kann entweder nach Aufnahme von ungeeigneten Materialien oder durch normales Futter entstehen, wenn dieses zu einem trockenen Futterbrei verklumpt und dann den Verdauungstrakt nicht mehr passieren kann, oder, was sehr selten vorkommt, durch Uratsteine verursacht werden.[11,12,20,21]

Die Kropfwand ist sehr empfindlich. Ein chirurgischer Eingriff in dieses Gebiet erfordert große Sorgfalt. Eine gute Allgemeinanästhesie ist dazu unbedingt erforderlich. Größere Gas- oder Flüssigkeitsmengen, die sich nach einer Obstruktion ansammeln, müssen vor der Operation entfernt werden. Dazu wird der Kropf mit einer Kanüle und Spritze punktiert oder ein Katheter in den Kropf eingeführt, und der Inhalt abgesaugt.

Der Vogel ist für diesen chirurgischen Eingriff in Rückenlage zu fixieren, dann wird das Operationsfeld in üblicher Weise vorbereitet. Es folgt ein Schnitt durch die Haut, die man anschließend von dem darunterliegenden Gewebe und der Kropfwand stumpf abpräpariert. Der Kropf wird in der gleichen O.P.-Techik, wie sie für die Gastrotomie üblich ist, geöffnet. Da die Kropfwand sehr dünn ist und leicht zerreißt, muß man bei dieser Manipulation äußerste Vorsicht ausüben. Nach Entfernung des Fremdkörpes, Kropfsteinen usw. werden die Wundränder mit einstülpender Naht adaptiert. Dafür ist 3-0 bis 5-0 t-Catgut an einer atraumatischen Nadel geeignet. Die Hautnaht wird ebenfalls mit Catgut in fortlaufender Naht ausgeführt.

Nach der Operation sollten Futter und Wasser je nach Größe und Allgemeinbefinden des Vogels so lange wie möglich, jedoch nicht länger als 18 Stunden entzogen werden. Nach diesem direkt auf die Operation folgenden Futterentzug kann der Vogel wieder in gewohnter Weise versorgt werden.

Besondere Sorgfalt in jeder Hinsicht trägt wesentlich zum Erfolg einer Kropfoperation bei. Kropffisteln sind seltene postoperative Komplikationen. Wird ein solcher Befund gestellt, ist es unbedingt erforderlich, die Wunde aufzufrischen und den Kropf nochmals zu nähen.

Eine chronische Kropfdilatation, die nicht durch medikamentöse Behandlung und Drainage beseitigt werden kann, ist ebenfalls eine Indikation für eine Kropfoperation. Bleibt die Kropfdilatation unerkannt, sind Kropfentzündungen und Beeinträchtigung der Verdauung, verbunden mit Futterregurgitation und allgemeiner Abmagerung, die Folge. Wurden die oben beschriebenen allgemeinen Hinweise zum chirurgischen Eingriff am Vogel beachtet, können 40 bis 60% des ausgesackten Organs mit einer guten Prognose entfernt werden.

Gelegentlich wird ein Vogel mit einer ausgedehnten Rißwunde am Kropf zum Tierarzt gebracht. Ist die Rißwunde noch frisch, kann sie nach gründlicher Säuberung in zwei Schichten geschlossen werden, nämlich mit einer Kropf- und einer Hautnaht. Wenn die Rißwunde jedoch alt und infiziert ist oder sich Fisteln gebildet haben, verläuft die Operation schwieriger und zeitaufwendiger, eine Primärheilung ist in solchen Fällen nicht mehr zu erwarten.

Chirurgische Eingriffe am Drüsenmagen, Muskelmagen und Darm sind nur vereinzelt beschrieben. Fremdkörper, die den Kropf passieren, bleiben oft an anderer Stelle im Verdauungstrakt liegen. Aufgrund der starken Muskelkontraktionen bohren sich spitze Objekte, wie in den Muskelmagen gelangte Nadeln, in die Magenwand oder perforieren diese sogar. Sitzt der Fremdkörper in der Muskelmagenwand, treten oft nur geringe Veränderungen auf. Nicht selten entdeckt man auf Röntgenaufnahmen eine gerade Nadel in der Muskelmagenwand eines Vogels, ohne daß klinische Symptome vorliegen, die mit dem Befund in Zusammenhang stehen könnten. Wenn der Fremdkörper jedoch den Magen perforiert und in das Abdomen gelangt, kann er in Leber oder Milz eindringen oder den Darm bzw. große Blutgefäße durchbohren.

Sollte ein chirurgischer Eingriff am Muskelmagen vorgesehen sein, ist es hilfreich, wenn nicht sogar eine wesentliche Voraussetzung, die exakte Lage des Fremdkörpers mit Röntgenaufnahmen zu ermitteln. Dabei sind mindestens zwei Aufnahmen im V.-D. und L.-L. Strahlengang erforderlich, daneben möglicherweise sogar noch Aufnahmen zur speziellen Organdarstellung. Aufgrund der starken Vaskularisierung der Muskelmagenwand sollte der Schnitt in die Muskulatur so kurz wie möglich erfolgen und im Bereich eines Blindsacks liegen. Es muß dabei aber noch möglich sein, den Fremdkörper zu erreichen und zu entfernen. Bei der Nahttechnik (mindestens doppelte einstülpende Naht) ist zu berücksichtigen, daß diese Naht auch den Belastungen durch die Magenkontraktionen standhalten muß.

Gelegentlich kann bei Vögeln auch eine Verstopfung diagnostiziert werden. Dieser Befund läßt sich vor allem dem Bereich zwischen den paarigen Blinddärmen und dem kaudalen Rektum zuordnen. Sind der/die Blinddärme betroffen, kann sich eine Amputation als notwendig erweisen. Die Entfernung der Blinddärme wurde ebenfalls als Maßnahme gegen die durch Protozoen (Histomonas meleagridis) hervorgerufene Typhlohepatitis, die mit

Blinddarmnematoden (Heterakis gallinarum) übertragen werden kann, empfohlen.

Abschließend sollen noch zwei Probleme zum Bereich der Vogelkloake dargestellt werden, die einen chirurgischen Eingriff erfordern: Rektumprolaps und Neoplasien.

Jeder Gewebsprolaps aus der Kloake erfordert die Differenzierung, ob dieser Vorfall durch Veränderungen am Eingeweide- oder Genitaltrakt bedingt ist. Ein Rektumvorfall ist in der Regel mit Kotdrang verbunden und kann entweder durch ein zurückgehaltenes Ei (Legenot) oder eine Enteritis bedingt sein. Neoplasien in der Kloake können einen Rektumprolaps vortäuschen oder auch verursachen.

Zur Replacierung des vorgefallenen Rektalgewebes wird der betroffene Bereich vorsichtig gesäubert und mit einem Gleitmittel (z.B. Glyzerin) bestrichen. Mit einem leichten aber festen Druck wird das Gewebe in seine normale Lage zurückgebracht. Unter Verwendung eines gut getränkten Wattetupfers (möglichst Baumwollspitze) oder eines gedrungenen Thermometers ist die Rücklagerung des Rektums einfach. Besteht die Gefahr von Rezidiven, sollte eine Tabaksbeutelnaht im Bereich der Schließmuskeln angebracht werden, um den Kloakenvorfall so lange zu verhindern, bis die Ursache des Tenesmus geklärt und entsprechende Behandlungsmaßnahmen durchgeführt wurden.

In einigen Fällen wurden auch Tumoren in der Kloake gefunden, bei denen es sich überwiegend um Adenokarzinome handelte. Sie wachsen sehr infiltrativ und haben eine infauste Prognose.

Atmungssystem

Aus chirurgischer Sicht wurde allen in der Körperhöhle liegenden Organen des Atmungssystems der Vögel wenig Aufmerksamkeit gewidmet. Zahlreiche Veränderungen, wie demarkierte Abszesse, Pilzgranulome und Neoplasien können als Verdachtsdiagnose bei Röntgenaufnahmen oder während der Sektion im Lungengewebe festgestellt werden. Darüber hinaus stellen bakterielle und pilzbedingte Infektionen der Luftsäcke hinsichtlich Diagnose und Behandlung schwierige klinische Fälle dar.

Da die Lungen ziemlich gut von den relativ starren Rippen wie von einem Gerüst gehalten werden, erweist sich ein chirurgischer Eingriff hier als schwierig, wenn nicht manchmal gar als unmöglich. Durch die Verwendung von Glasfaseroptik (Arthroskop und Peritoneoskop) in der Vogelpraxis[40] ist es jetzt möglich, Veränderungen im Bereich der Lungen, die röntgenologisch festgestellt oder aufgrund klinischer Symptome vermutet wurden, gezielt zu untersuchen. Mit dieser Methode werden Biopsien und nachfolgende Laboruntersuchungen möglich, die schließlich eine ätiologische Diagnose zulassen und somit eine abgesicherte Behandlungsgrundlage schaffen.

Traumatisch bedingte Luftsackrisse können zu subkutanen Emphysemen führen. Obwohl diese Verletzungen normalerweise nicht lebensbedrohend erscheinen, können sie dennoch Anlaß zur Besorgnis geben. Nach sorgfältiger Säuberung und Wundausschneidung wird die Wunde in der äußeren Haut geschlossen, damit kann auch der Luftsackriß erfaßt worden sein. Es ist jedoch ebenfalls möglich, daß Luft weiterhin aus dem Luftsack austritt und sich unter der Haut ansammelt. Wenn dies der Fall ist, sollte die Luft mit einer Kanüle und Spritze regelmäßig abgesaugt werden, bis sich der Riß im Luftsack von selbst verschließt.

Urogenitalsystem

Bei der Behandlung von Vögeln lassen sich zahlreiche Erkrankungen des Urogentialsystems mit Eierstock, Eileiter, Hoden und Nieren feststellen.[7,9,11,12,177,210] Viele dieser Organveränderungen können durch einen chirurgischen Eingriff erfolgreich behandelt werden.

Häufig ist es auch notwendig, eine Laparotomie zur Geschlechtsbestimmung von monomorphen Vögeln oder zur Diagnose bei Vögeln mit einer Umfangsvermehrung im Abdominalbereich vorzunehmen. Diese Untersuchungen lassen sich durch Schnitt in der Medianen oder seitlich im Bereich der Flanke, entsprechend dem Zugang bei der Kapaunisierung, durchführen.

Zur Kapaunisierung werden die Federn in der linken oder rechten Flanke jeweils über den letzten Rippen gerupft. Soll das Geschlecht eines Vogels festgestellt werden, muß man von der linken Seite eingehen, da der rechte Eierstock häufig rückgebildet ist. Die Haut wird mit einem milden Desinfektionsmittel gesäubert und mit Alkohol betupft. Man setzt den Hautschnitt zwischen den letzten beiden Rippen auf halber Höhe zwischen der Wirbelsäule und dem Ventralteil der Rippen. Danach wird die Haut kranial und kaudal des beschriebenen Punktes eingeschnitten und so weit gespreizt, daß ein Zugang zwischen den beiden letzten Rippen möglich ist. Die Interkostalmuskulatur kann mit einer anatomischen Pinzette stumpf durchstoßen werden. Diese Öffnung muß jetzt zum Eindringen in die Bauchhöhle ventrodorsal erweitert werden. Nach

Anlegen eines Wundspreizers oder einer Gefäßklemme und Ausleuchtung mit einer hellen Lampe kann der Bauchraum untersucht werden. In der Regel muß auch die laterale Wand des kaudalen thorakalen oder abdominalen Luftsackes durchstoßen werden, damit die Bauchorgane zu inspizieren sind. Eine derartige Durchtrennung der Luftsackwand stellt jedoch nur einen geringen Defekt dar, wenn nicht eine unerwartete Blutung auftritt oder Fremdkörper in den Luftsack eindringen. Nach einem solchen Zwischenfall können Dyspnoe und Erstikkungstod mögliche Folgen sein.

Ist die Untersuchung abgeschlossen, werden die Instrumente aus der Wunde entfernt und die Haut über dem darunterliegenden Einschnitt zurückgeschoben. Dadurch besteht dann keine Notwendigkeit mehr, die Muskelwunde extra mit einer Naht zu verschließen. Sollten dennoch Probleme auftreten, können mehrere Einzelhefte mit Catgut in die Interkostalmuskulatur und ein oder zwei Hauthefte gesetzt werden.

Als neuere, günstiger zu beurteilende Methode wurde für die intraabdominale Untersuchung der Einsatz eines Otoskops bzw. eines Arthroskops oder Peritoneoskops (Glasfaseroptik) beschrieben.[40] Diese Methode hat den entscheidenden Vorteil, daß die Wunde in der Bauchwand wesentlich kleiner gehalten werden kann, da die optischen Instrumente einen Weitwinkeleffekt haben. Durch den Einsatz glasfaseroptischer Systeme wird auch die Biopsie sowie die fotografische Dokumentation der Bauchhöhlenorgane und vorliegender Veränderungen in situ möglich.

Das Ovar scheint für Neoplasien oder zystöse Entartungen prädisponiert zu sein. Dadurch entstehen Störungen des Hormongleichgewichtes mit entsprechenden klinischen Symptomen. Beide Erkrankungen können die Entfernung des Eierstocks (Ovariektomie) erforderlich machen; die O.P.-Methode gleicht der bei einer Kapaunisierung durchgeführten Technik. Das kraniale Ende der Eileiter muß jedoch vor dem Absetzen ligiert werden.

Legenot, Legezwang, Eileitervorfall und Neoplasien sind Befunde am Legedarm, die bei der klinischen Untersuchung eines Vogels festgestellt werden können. Besteht der Verdacht, daß ein Vogel Legenot haben könnte, sollten Röntgenaufnahmen angefertigt werden, um die Diagnose zu sichern und so die Indikation für einen sofortigen chirurgischen Eingriff zu schaffen. Werden Vögel mit Legenot mehrere Tage lang nicht behandelt, kann sich die Voraussetzung für eine Allgemeinanästhesie und Chirurgie erheblich verschlechtern. Je früher eine Legenot erkannt wird, desto besser ist die Konstitution der Vögel und damit auch die Prognose hinsichtlich des Eingriffs und der Narkose.

Führen eine vorsichtige Manipulation und Fingerdruck nach der Narkose nicht zur Entwicklung des Eies, sind instrumentelle Maßnahmen erforderlich.[88] Die Kloake wird zunächst gereinigt und dann mit einer Pinzette oder einem kleinen Spekulum gespreizt. Sobald die Eileiteröffnung gefunden ist, kann man eine sterile Sonde in den Eileiter hineinstoßen. Mit einer Drehbewegung läßt sich der Eileiter erweitern und ein vorsichtiges Drücken von kranial unterstützt das Herauspressen des Eies. Dieser Vorgang wird erleichtert, indem man etwas steriles Gleitmittel (z.B. Glyzerin) in den Legedarm einführt. Ist das Ei durch Anwendung dieser Technik jedoch nicht zu entfernen, sticht man mit einer großlumigen Kanüle (z.B. 1,2 mm Durchmeser) den nach kaudal gerichteten Pol des Eies an und saugt den Inhalt mit einer Spritze auf. Danach läßt sich das Ei im Legedarm unter vorsichtigem aber festem Druck zerbrechen. Die feste Schale kann mit einer Pinzette erfaßt und das Ei aus dem Legedarm herausgezogen werden. Wird diese Manipulation vorsichtig durchgeführt, lassen sich Verletzungen oder gar ein Einreißen des Legedarms vermeiden. Sollte es dennoch zu entsprechenden Alterationen des Legedarms kommen, ist eine operative Versorgung nur über eine Laparotomie entsprechend der für die Gastrotomie beschriebenen Methode mit einstülpender Naht und passend dimensionierter Fadenstärke (Catgut) möglich.

Gelangen nach einer Ovulation ein Dotter oder ein beschaltes Ei über eine Eileiterruptur in die Bauchhöhle, muß immer eine vorsichtige Prognose gestellt werden. In beiden Fällen sind ein chirurgischer Eingriff zur Entfernung des Eimaterials und die Spülung der Bauchhöhle erforderlich.

Weichschalige Eier (Windeier) können im Eileiter liegenbleiben, der Eiinhalt wird eingedickt und die Schale verändert sich lederartig zäh. Auch in solchen Fällen sollte der Eileiter nach Laparotomie geöffnet und der Fremdkörper entfernt werden.

Wenn die Entfernung des Legedarms (Hysterektomie) notwendig wird, müssen zuvor die Blutgefäße und die Legedarmstümpfe sorgfältig abgebunden werden. Diese Operation gilt jedoch als schwierig und sollte nur in zwingenden Fällen durchgeführt werden, die Prognose ist vorsichtig zu stellen.

Anstrengungen, die beim Auspressen eines Eies einsetzen, können auch einen Vorfall des Legedarms nach sich ziehen. Ist eine direkte Rücklagerung nicht oder nicht mehr möglich, sollte der Vogel sediert oder flach anästhesiert werden. Der herausgedrängte Legedarmabschnitt wird gereinigt, mit

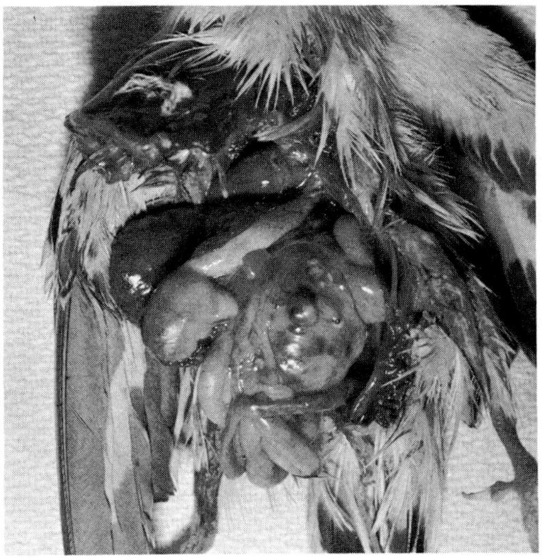

Abb. 4.8 Von den Gonaden ausgehendes Karzinom, wie man es häufig bei Sittichen sieht. Solche Veränderungen sind inoperabel

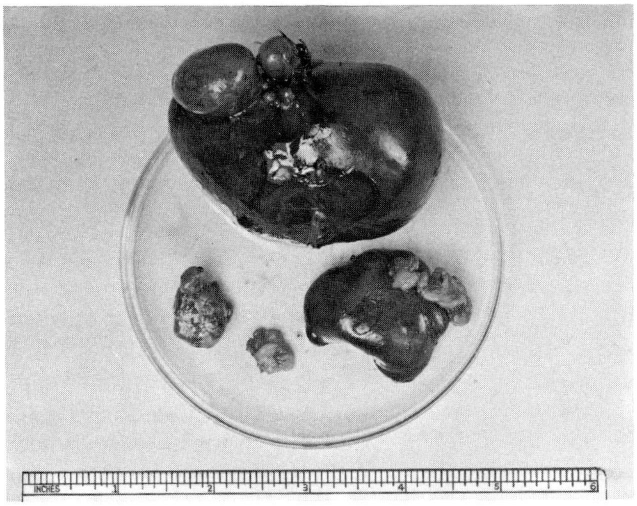

Abb. 4.9 Intraabdominales Hämangioendotheliom aus einer 495 g schweren Taube. Der Tumor wog 113 g

einem Anästhesie-Gel bestrichen oder einem Anästhesie-Spray besprüht und anschließend replaciert. Falls erforderlich, kann eine Tabaksbeutelnaht um die Kloake gesetzt werden, bis das Pressen nachläßt und der Legedarm sich in die physiologische Lage zurückzieht.

Unter den abdominal auftretenden Tumoren lassen sich vor allem Neoplasien des Urogenitalsystems feststellen (Abb. 4.8). Diese Tumoren sind zum überwiegenden Anteil bösartig. Die meisten Vögel, die unter solchen Tumoren leiden, werden häufig erst in einem fortgeschrittenen Krankheitsstadium zum Tierarzt gebracht. Ein chirurgisches

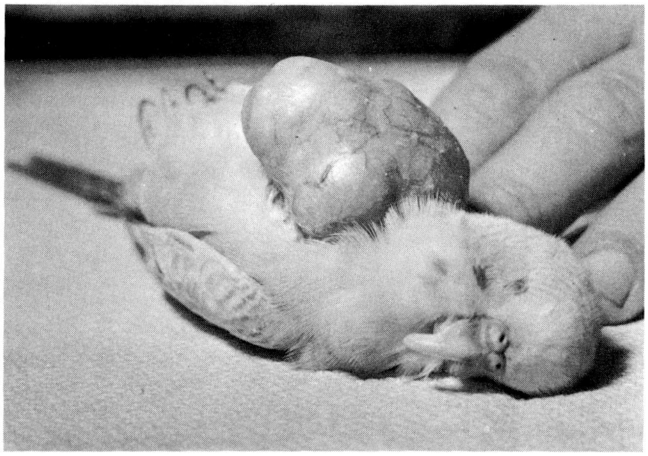

Abb. 4.10 Großes Lipogranulom bei einem Wellensittich. Solche Zubildungen lassen sich bei konsequenter Blutstillung operativ erfolgreich entfernen

Vorgehen ist hier nahezu unmöglich, da diese dann sehr großen Tumoren mit entsprechend umfangreichen Verwachsungen kaum Raum für einen operativen Eingriff lassen. Bei Vögeln von Wellensittichgröße verläuft die Bauchchirurgie zur Entfernung eines Tumors allgemein enttäuschend. In besonderen Fällen, in denen eine Operation versucht werden muß, kann ein kreuzförmiger Einschnitt gemacht werden, um ein übersichtliches Operationsfeld zu ermöglichen. Beim stumpfen Präparieren sollte man sehr sorgfältig vorgehen, um lebensgefährdende Blutungen zu vermeiden. Bei größeren Vögeln hat ein chirurgischer Eingriff zur Entfernung abdominal gelegener Tumoren eine günstigere Prognose. Der Operationserfolg hängt allerdings von der Konstitution des Vogels und der Größe, Art und Lokalisation des Tumors ab (Abb. 4.9).[89]

Haut, Bürzeldrüse und Federn

Neoplasien der Haut und der Unterhaut sind häufig Anlaß für einen chirurgischen Eingriff. Lipome und Lipogranulome werden besonders oft bei Ziervögeln festgestellt (Abb. 4.10).

Subkutane Granulome im Bereich der Brust und des Abdomens werden in vielen Fällen fälschlicherweise als Zysten oder Abszesse diagnostiziert. Ätiologie und Pathogenese dieser beiden Tumorarten wurden hinreichend beschrieben.[93] Das Papillom gilt als nicht minder ungewöhnlich, und auch Fibrome[45] lassen sich vor allem bei größeren Vogelarten feststellen. Fibrosarkome und Plattenepithelkarzinome zählen zu den häufiger auftretenden bösartigen Tumoren.

Befindet sich der Vogel noch in guter körperlicher Verfassung, lassen sich gutartige Tumoren im allgemeinen erfolgreich entfernen. So lange maligne Unterhauttumoren nicht breitflächig infiltrierend wachsen oder Metastasen gebildet haben, kann auch hier die chirurgische Entfernung erfolgversprechend verlaufen. Gutartige Tumoren im Unterhautbereich treten am häufigsten an der Brust und am Abdomen auf (besonders bei Wellensittichen); selten findet man sie am Hals, Bein oder Flügel. Bösartige Unterhauttumoren sind dagegen häufiger im Bereich des Halses, im proximalen Teil des Beines und des Flügels zu sehen. Man erkennt sie an ihrer festeren Konsistenz und dem infiltrativen Wachstum.

Zur Durchführung einer Tumorchirurgie ist insbesondere bei kleinen Vögeln eine gute Narkose notwendig. Die Federn im Operationsfeld sowie der angrenzenden Region werden ausgerupft und anschließend weiter für die Operation vorbereitet. Ein übersichtliches Operationsfeld ist die wichtigste Voraussetzung zur Vermeidung möglicher Blutungen.

Der Hautschnitt sollte nicht größer als unbedingt erforderlich sein. Für den Hautschnitt läßt sich ein Skalpell verwenden, man muß dann allerdings sehr vorsichtig arbeiten, damit nicht schwer kontrollierbare Blutungen durch den Einschnitt in die darunterliegende Muskulatur ausgelöst werden. Zur Erweiterung des Hautschnittes können kleine gebogene Scheren oder für größere Vögel übliche O.P.-Scheren benutzt werden. Beim Schneiden wird die Haut vorsichtig mit einem Scherenschenkel unterminiert, um Muskelverletzungen auszuschließen. Als bewährte Methode sollte bei der Operation eines Unterhauttumors vor allem stumpf präpariert werden, was ohne großen Zeitverlust durchaus möglich ist. Bei kleineren Gefäßen, die durchtrennt werden müssen, kann ein doppeltes Abklemmen ausreichend sein, in den meisten Fällen zahlt sich jedoch eine Ligatur aus. Das Vermeiden bzw. die Kontrolle der Blutungen ist eine der wichtigsten Aspekte in der Chirurgie am Vogel. Zur Blutstillung kann sich ein Elektrokauter als hilfreich erweisen, besonders bei kleineren Vögeln ist jedoch große Vorsicht geboten, um eine übermäßige Gewebszerstörung speziell in angrenzenden Bereichen zu vermeiden. Sickerblutungen aus Gefäßen, die insbesondere in der Brustmuskulatur nicht anders zu ereichen sind, können durch Kompression und Wundnaht gestillt werden. Der Hautschnitt wird abschließend durch fortlaufende Naht mit entsprechendem Catgut und atraumatischer Nadel geschlossen.

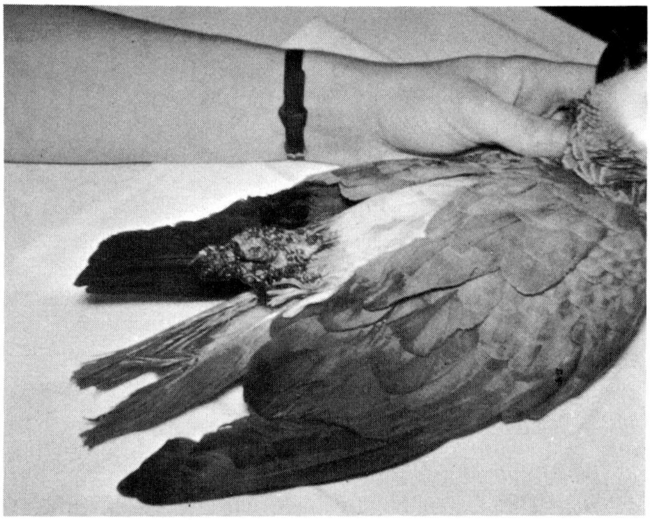

Abb. 4.11 Plattenepithelkarzinom der Bürzeldrüse bei einem Graupapageien. Solche Zubildungen findet man häufig bei Vögeln, insbesondere bei Papageien und Sittichen

Operationen im Bereich des Halses verlangen außerordentliche Sorgfalt, damit der breitliegende, dünnwandige Kropf, die Vena jugularis sowie die Arteria carotis nicht verletzt werden. Bei der Entfernung von Unterhauttumoren im Nackenbereich ist ebenfalls größte Vorsicht geboten. Hier ist der Einsatz eines Elektrokauters kontraindiziert. Außer den bereits erwähnten Tumoren kann an der Halsbasis auch eine Kolloidzyste der Schilddrüse auftreten, die sich aber ebenfalls erfolgreich entfernen läßt.

An der Bürzeldrüse treten gehäuft Tumoren auf, die hauptsächlich als Adenokarzinome differenziert werden (Abb. 4.11). In die klinische Untersuchung eines Vogels sollte immer die Palpation der Bürzeldrüse eingeschlossen sein. Erscheint diese vergrößert, empfiehlt sich eine genauere Adspektion. Oft verursacht eine Verstopfung der Ausführungsgänge mit eingetrocknetem Sekret eine Anschwellung der Bürzeldrüse. In diesen Fällen läßt sich die Verstopfung durch eine leichte Massage und das Aufweichen der Krusten mit einer öligen Flüssigkeit beheben. Im Anschluß daran sorgt ein vorsichtiger Druck auf die Bürzeldrüse für die Entleerung des angeschoppten Bürzeldrüsensekretes, danach kann die Drüse wieder in normale Funktion treten.

Bösartige Bürzeldrüsentumoren wachsen in der Regel ausgesprochen infiltrativ, häufig greifen sie auch auf den darunterliegenden Knochen über und zusätzlich besteht eine stetige Blutungsbereitschaft. Eine derart vollständig veränderte Bürzeldrüse sollte exstirpiert werden. Bei der Operation ist jedoch darauf zu achten, daß ausreichend Haut für den Wundverschluß erhalten bleibt. Zur Prophylaxe von operativ auftretenden Sickerblutungen kann ein Hämostiptikum vor der Hautnaht in den Wundbereich eingelegt werden. Hat die Geschwulst bereits Knochen befallen, sollte man versuchen, das Blut mit einem Thermokauter oder durch Elektrokoagulation zu stillen.

Tumoren müssen differentialdiagnostisch von Federzysten unterschieden werden. Diese Zysten lassen sich leicht erkennen. Davon betroffen sind ein oder mehrere Federfollikel, die als Zysten („Lumps") eingetrocknetes, verklumptes, rahmfarbenes Material und deformierte Federn enthalten. Diese Zysten werden aufgeschnitten und gründlich geleert. Zum Ätzen der Zystenkapsel hat sich die Verwendung von Silbernitrat bewährt. Tritt dabei eine starke Blutung auf, kann ein Hämostiptikum eingelegt und mit einer Hautnaht fixiert werden.

Bei Norwich, Crest oder Crestbred sowie anderen Zuchtformen (Standards) der Kanarienvögel treten Federzysten (Hypopteronosis cystica) als genetisch determinierte Erkrankung auf. Übermäßig befiederte Vögel sind davon besonders betroffen. Die Federzysten können zwar an jeder befiederten Stelle des Körpers auftreten, am häufigsten stellt man sie allerdings an den Flügeln und am Rücken fest.

Hernien

Abdominalhernien sieht man sehr häufig bei weiblichen Vögeln, möglicherweise sind sie eine direkte Folge des Eierlegens und eines zu hohen Druckes auf die Muskulatur der Bauchwand (Nabelbereich) (Abb. 4.12). Treten Hernien jedoch als Folge einer vergrößerten Fettleber, einer Verlagerung der Bauchhöhlenorgane nach kaudoventral oder einer chronischen Kotanschoppung, die auf Neoplasmen oder Störungen der Peristaltik zurückzuführen ist, auf, lassen sie sich bei beiden Geschlechtern beobachten. Differentialdiagnostisch ist es wichtig, Hernien und durch Tumoren verursachte abdominale Umfangsvermehrungen zu unterscheiden. Röntgenuntersuchungen und Endoskopie können zur Differenzierung mit herangezogen werden. Das methodische Vorgehen zur Behandlung der Hernien unterscheidet sich nicht von O.P.-Verfahren, die bei Säugetieren Anwendung finden. Liegen keine großflächigen Verwachsungen vor, hat die Behandlung einer Hernie eine günstige Prognose. Der Schnitt wird in der Medianen gesetzt. Die Bauchmuskulatur muß durch entsprechende Nahttechnik so adaptiert werden, daß das Eingeweidekonvolut

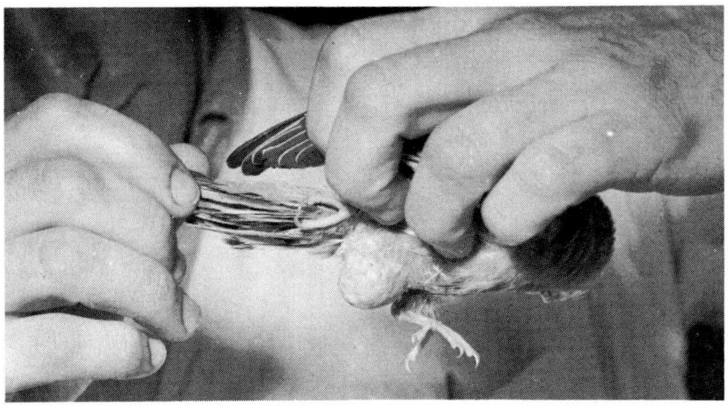

Abb. 4.12 Hernie bei einem weiblichen Wellensittich

ausreichend Halt finden kann. Nachdem die Haut des äußeren Bruchsackes reseziert wurde, sollte die Hautnaht als Einzelschicht vorgenommen werden.

Ist die Hernie auf eine vergrößerte Fettleber zurückzuführen, erscheint die Haut im Abdominalbereich gelb und sehr verdickt. Diese Schwellung und Verfärbung sind Folge einer übermäßigen Cholesterin-Ablagerung in der Haut (Xanthomatose). Läßt sich eine Rückbildung der Lebergröße nicht durch Änderung der Fütterung erreichen, muß mit einem Rezidivieren der Hernie gerechnet werden.

Gliedmaßen

Tumoren

Nicht selten manifestieren sich Tumoren an den Flügeln eines Vogels. Die häufigsten Tumorarten beim Vogel sind Fibrome, Fibrolipome, Fibromyxome, Fibrosarkome, Lipome und Osteosarkome. Das Verhältnis zwischen gutartigen und bösartigen Tumoren beträgt etwa eins zu zwei. Sehr oft bilden sich Tumoren auf der Dorsalfläche der Flügel oder nahe dem Ellenbogengelenk. Erst nachdem Lokalisation und Wachstum eines Tumors genau untersucht wurden, sollte seine Entfernung ins Auge gefaßt werden. Viele Tumoren zeigen nämlich ein ausgesprochen diffus infiltratives Wachstum und sind somit nur selten vollständig zu resezieren. Unter der Voraussetzung, daß sich der betroffene Vogel in guter körperlicher Verfassung befindet und eine Metastasenbildung ausgeschlossen werden kann, ist die Amputation des befallenen Gliedmaßenteiles die erfolgversprechendste Behandlungssmethode.

Eine Amputation beim Vogel verläuft nach den Regeln der allgemeinen Chirurgie. In gewisser Weise lassen sich Amputationen beim Vogel aufgrund der geringeren Höhe des Gewebes und die einfacheren Möglichkeiten zur Blutstillung durch Massenligaturen sogar leichter durchführen. Wie bei Säugetieren verbessern das Freipräparieren und Abbinden einzelner Blutgefäße sowie die sorgfältige Gestaltung eines entsprechenden Amputationsstumpfes den kosmetischen Effekt des Eingriffs auch beim Vogel.

Tumoren, die an den Beinen auftreten, gleichen Flügeltumoren und werden auch in gleicher Weise behandelt. Bei umfangreicher Ausdehnung bösartiger Tumoren oder bei Tumoren, die die Knochen infiltrieren, ist ebenfalls eine Amputation indiziert. Die meisten kleinen Ziervögel und alle Papageien (die ihren Schnabel wie ein drittes Bein benutzen können) kommen nach der Amputation im allgemeinen ganz gut mit ihrer Behinderung zurecht. Vor dem Eingriff sollte jedoch das durch eine Beinamputation entstehende Handikap medizinisch verantwortungsvoll abgewogen und in allen Konsequenzen mit dem Vogelbesitzer diskutiert werden.

Die Beinamputation am Vogel erfolgt nach den bei Säugetieren angewandten Methoden, allerdings sind dabei Unterschiede des jeweiligen Einzelfalles zu berücksichtigen. Massenligaturen als Prophylaxe von starken Gefäßblutungen, die Präparation eines ausreichenden Hautlappens zur kosmetisch einwandfreien Abdeckung des Amputationsstumpfes und der Eingriff unter weitgehend aseptischen Bedingungen tragen viel zum Operationserfolg bei.

Frakturen

Die Anatomie des Vogelskelettes unterscheidet sich erheblich von dem der Säugetiere. Die auffälligsten Unterschiede treten vor allem in der Stärke der Kortikalis der langen Röhrenknochen, der Bildung pneumatisierter Knochen sowie in den Verwachsungen bestimmter Teile der Wirbelsäule und Besonderheiten an den Gelenken der Gliedmaßen auf. Zur erfolgreichen Behandlung von Frakturen sind ausreichende Kenntnisse über das Skelett der Vögel unerläßlich.[24,79,94,209]

Frakturen, die an den Extremitäten von Ziervögeln, wie Finkenvögeln (z.B. Kanarien) und kleinen Papageien auftreten, lassen sich meistens durch konsequente Haltung im Käfig oder konservativer Situationsschienung zufriedenstellend behandeln. Bei einfachen Frakturen eines Flügels oder Beines sollte der Vogel für ein bis drei Wochen ohne Anreiz zum Fliegen in einem kleinen Käfig bei einer Umgebungstemperatur von 25–30 °C im schwach beleuchteten Raum gehalten werden. Sofern keine unvorhersehbaren Komplikationen auftreten, heilt die Fraktur innerhalb dieser Zeit. Der Vorteil dieser einfachsten Behandlungsmethode besteht darin, daß durch den Verzicht auf bewegungseinschränkende Maßnahmen möglichen Gelenksversteifungen und/oder Gliedmaßenverkrümmungen vorgebeugt werden kann.

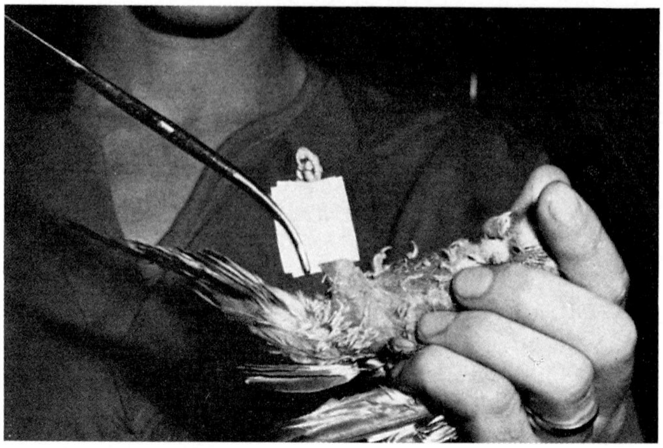

Abb. 4.13 Anlegen einer stabilen „Schmetterlingsschiene“ mit Hilfe einer Gefäßklemme

Eine weitere konservative Methode, die Adaptation der frakturierten Gliedmaßen an den Körper, stellt bei einer Behandlung von Frakturen an den Extremitäten kleinerer und einiger mittelgroßer Vögel eine Alternative zur Knochenchirurgie dar. Glatte Frakturen von Humerus, Radius, Ulna und Femur können auf diese Weise versorgt werden. Frakturen im Unterschenkel- und Mittelfußbereich immobilisert man am besten mit einer einfachen „Schmetterlingsschiene“ aus Klebeband. Diese Schienung ist leicht, bietet ausreichenden Halt und läßt sich einfach und ohne Anästhesie anlegen. Die „Schmetterlingsschiene“ wird aus einem stabilen und breiten Klebeband angefertigt und kann so geformt werden, daß sich die Schiene dem Bein überall und in jeder Stellung anpaßt. Die Herstellung und Applikation einer „Schmetterlingsschiene“ ist denkbar einfach, dabei werden nur die Klebeflächen von zwei breiten Klebebandstreifen um das betroffene Bein gelegt und gegeneinander gedrückt (Abb. 4.13).[3,6,15] Ist es aufgrund der Größe oder des Gewichts des Vogels notwendig, eine zusätzliche Verstärkung der Schiene vorzunehmen, können festere Materialien, wie Holzstückchen, Metallstifte, Styroporleisten, Lightcast (MSD), Gips-, Fiberglas-[6], Polyethylen- oder Kunststoffröhrchen[12,167,203] in die Schiene eingelegt werden.

Jede Schienung einer Fraktur sollte mindestens einmal in der Woche überprüft und ggf. korrigiert oder erneuert werden. Falls der Vogel an der Schiene herumbeißt, kann ein Halskragen so lange angelegt werden, bis die Fraktur ausgeheilt ist und man die Schmetterlingsschiene wieder entfernt. Traten außer der Fraktur auch noch Gewebsverletzungen, umfangreiche Durchblutungsstörungen und andere

Läsionen auf, besteht die Gefahr, daß es bei dem Vogel zur Funktionsunfähigkeit oder sogar zum Absterben des betroffenen Gliedmaßensegmentes kommt. In solchen Fällen sollte man versuchen, den gefährdeten Teil solcher Extremität zu amputieren. Bei einer vitalen Hintergliedmaße ist damit zu rechnen, daß das Greifvermögen der Zehen innerhalb von 24–72 Stunden nach Entfernen der Schienung zurückkehrt.

Das Anlegen eines zirkulären Klebeverbandes zur Gliedmaßenadaptierung an den Körper erfordert große Sorgfalt, damit nicht versehentlich die Atmung des Vogels durch zu starken Druck auf Abdomen oder Brustbein beeinträchtigt wird. Die Schienung einer Gliedmaße bringt den Vogel zwar kurzfristig aus dem Gleichgewicht, nach vier bis zwölf Stunden findet sich der Vogel jedoch mit der ungewohnten Situation zurecht und hat gelernt, trotz der neuen Gewichtsverteilung die Balance zu halten.

Abhängig von Art und Schwere der Fraktur, dem Alter des Vogels sowie dem Funktionszustand der Gliedmaße, bleiben die vorgestellten Schienen gewöhnlich über einen Zeitraum von 1–3 Wochen angelegt. Das Abnehmen des Schienenverbandes erfordert eine vorsichtige aber sichere Fixierung des Vogels. Zum Aufreißen und -schneiden der Klebeverbände erwies sich eine Zahnkronenschere als ehr geeignet.

Nach der Entfernung des Klebeverbandes treten häufig Probleme infolge der Gliedmaßenruhigstellung durch die Schiene auf.[6,34] Am immobilisierten Flügel oder Bein kann es zu Sehnen- und Muskelkontraktionen sowie Versteifungen der Gelenke kommen. In solchen Fällen zeigt der betroffene Vogel deutliches Hinken und eine Flügelfehlstellung mit Flugunfähigkeit. Bewegungstraining kann diese physische Behinderung teilweise oder sogar vollständig abbauen.

Die für kleine und mittelgroße Vögel beschriebene Methode einer einfachen, konservativen Frakturversorgung läßt sich bei größeren Vögeln, wie Papageien, Aras und Kakadus, nicht mit ausreichendem Erfolg anwenden. Die steigende Zahl größerer Papageien, die als Ziervögel gehalten werden, sowie die Nachfrage von zoologischen Gärten ließ die Veterinärmedizin neuere Wege einschlagen und den Situationen entsprechende Methoden zur Behandlung von Frakturen bei Vögeln entwickeln. Obwohl sicherlich weiterhin Untersuchungen über die Behandlungsmöglichkeiten bei Frakturen der Vögel notwendig sind, wurden in den vergangenen Jahren auf dem Gebiet der Knochenchirurgie und Knochenheilung bei Vögeln schon beachtliche Fortschritte erzielt.[34–39,116,164,169,174,176,180,205,212,219]

Der Heilungsprozeß nach einer Fraktur unterscheidet sich beim Vogel wenig von dem der Säugetiere, dies gilt sogar für die pneumatisierten Röhrenknochen, die Luftsackdivertikel enthalten (Humerus). Die Bildung des endostalen Kallus ist ein entscheidender Vorgang während der Heilung einer gut reponierten und immobilisierten Fraktur. Obwohl sich auch bei Vögeln ein periostaler Kallus bildet, ist er in der Regel jedoch nicht so ausgedehnt wie bei Säugetieren und liefert hauptsächlich eine sekundäre Stabilisierung. Die Bildung von Kallusgewebe wird durch ein Hämatom nicht beeinflußt.[34,36,38,39,41,64]

Frakturen der markhaltigen Knochen heilen beim Vogel in ungefähr drei Wochen. Die Zeit, die zum Zusammenwachsen der Knochen benötigt wird, hängt ab von 1. der Lage der Knochenfragmente zueinander, 2. einer intakten Gefäßversorgung an der Frakturstelle, 3. dem Grad der Ruhigstellung bzw. Stabilisierung der frakturierten Knochen während des Heilungsprozesses und 4. dem Auftreten möglicher Infektionen oder Sequesterbildungen.[107] Die Verschiebung der Knochenfragmente und Destabilität im Frakturbereich können zu einer verzögerten, wenn nicht sogar bindegewebigen oder knorpeligen Verbindung der Knochenenden führen. Eine Beeinträchtigung der Blutversorgung kann nicht nur eine Knochennekrose zur Folge haben, sondern auch die Bildung von Sequestern verursachen. Infektionen im Frakturbereich führen nicht nur zu einer verzögerten Knochenheilung, sondern können auch eine systemische Infektion des Vogels initiieren.

Die Osteosynthese beim Vogel erfordert die gleichen Grundprinzipien, wie sie sich zur erfolgreichen Behandlung von Säugetierfrakturen bewährt haben: feste und stabile Ruhigstellung, falls erforderlich sofortige Therapie von Wundinfektionen, gutes Richten und Aneinanderfügen der Frakturteile und ein möglichst frühes Bewegungstraining. Selbst die benutzten Instrumente und Materialien sind mit denen vergleichbar, die zur Knochenchirurgie bei Säugetieren eingesetzt werden.

Zur intramedullären Osteosynthese beim Vogel wurden u.a. Steinmann-Nägel, Rush-Pins und Kirchner Bohrdrähte verwendet.[334,36,38,169,192] Obwohl der Einsatz dieser Techniken zur Stabilisierung einer Fraktur unterschiedlichen Erfolg zeigte, hat die Marknagelung allgemein jedoch viele Nachteile. Um den Markraum der großen Höhle eines pneumatisierten Knochens (z.B. Humerus) auszufüllen, ist es nötig, einen sehr großen Nagel oder mehrere kleine Bohrdrähte einzusetzen, dadurch können Gewichts- oder sogar Gleichgewichtsstörungen provoziert werden. Ferner ist eine Rotation in der Frakturstelle möglich, und zwar nicht nur weil der Markraum unzureichend ausgefüllt ist, sondern auch in Ermangelung einer ausreichend massiven Kortikalis, in der die Nägel verankert werden könnten.[34,36,92] Durch Anlegung einer externen Schiene oder ähnlicher Hilfsmittel läßt sich eine Rotation allerdings verhindern.

Die Knochennekrose durch Ischämie stellt eine Erkrankung infolge intramedullärer Osteosynthese dar. Dieses Krankheitsbild kann sich aus der Verwendung eines zu starken Nagels, der eine weitere Aufsplitterung und Sprengung des Knochens verursacht sowie möglicherweise einen Druckverschluß der zuführenden Arterie zur Folge hat, ergeben.[44,117]

Ein weitaus größeres Problem, das durch die Marknagelung entsteht, ist die Beschädigung eines Gelenkes mit nachfolgendem Funktionsverlust dieser Gliedmaße.[169] Führt der Zugang des Marknagels in die Knochenhöhle durch ein Gelenk, wird dessen Funktion erheblich beeinträchtigt. Funktionsstörungen können aber auch entstehen, wenn die Nägel oder Bohrdrähte zu lange in angrenzenden Muskeln und Sehnen liegen und die Beweglichkeit eines Gelenkes dadurch sekundär eingeschränkt wird. Aufgrund gehäuft auftretender Osteomyelitis sollte der Johansson-Nagel heute nicht mehr eingesetzt werden.[92,122,193,135]

Zur Vermeidung der Rotation wird die perkutane Osteosynthese als unilaterale oder bilaterale Technik ggf. auch in Kombination mit einer Marknagelung empfohlen.[35] Frakturen der Oberarm-, Oberschenkel- oder Unterschenkelknochen bei mittelgroßen und großen Vögeln lassen sich mit Erfolg durch perkutane Osteosynthese ohne Marknagelung versorgen. Ein wesentlicher Vorteil der Methode liegt darin, daß diese Schienung die Frakturenden ohne Gefahr einer Rotation verbindet und die Eröffnung der Frakturstelle für diesen Eingriff nicht notwendig ist. Da diese Schienung zudem die Bewegung der angrenzenden Gelenke nicht hemmt, sind darüber hinaus auch von dieser Seite keine Folgeerkrankungen zu erwarten. Ein wesentliches Problem, das sich bei Anwendung der unilateralen perkutanen Osteosynthese ergibt, ist eine nicht ausreichend stabile Verankerung der Nägel in der relativ dünnen Kortikalis einiger Vögel. Vögel, bei denen die perkutane Osteosynthese angewendet wurde, fanden sich damit gut zurecht.

Knochenplattungen und -verschraubungen wurden nur mit begrenztem Erfolg bei Vögeln eingesetzt. Diese Methode hat den Vorteil, daß keine zusätzliche Schienung benötigt wird und dadurch die Funktionsfähigkeit der Gliedmaße nahezu vollständig erhalten bleibt.[6] Der Einsatz von Knochenplatten und -schrauben ist jedoch problematisch, da z.B. eine zu schwache Kortikalis leicht splittert, das benötigte Operationsfeld relativ groß und die erforderliche Narkosedauer sehr lang ist. Darüber hinaus ist das derzeit erhältliche Material in der Regel zu groß und schwer, es sei denn, es kommt nur bei sehr großen Vögeln zur Anwendung. In Zukunft könnte die Verplattung aber auch bei Vögeln die Methode der Wahl in der Knochenchirurgie werden, wenn entsprechendes Material verkleinert und modifiziert worden ist.

Flugunfähigkeit

Die wichtigste Überlegung zur Flugunfähigkeit eines Vogels ist, ob durch den Eingriff ein temporärer oder ein permanenter Effekt erzielt werden soll. Wenn eine nur vorübergehende Flugbehinderung ausreicht, schneidet man alle Schwungfedern eines Flügels im Bereich des Federkiels ab. Diese Methode des Flügelstutzens hinterläßt allerdings Federstümpfe, die zur Stimulierung eines neuen Federwachstums manuell gezogen werden müssen oder andernfalls bis zur nächsten physiologischen Mauser stehenbleiben. Als Alternative dazu rupft man acht bis zehn Schwungfedern eines Flügels aus und schafft dadurch ein Ungleichgewicht, das ein Fliegen des Vogels verhindert. Diese Federn wachsen normalerweise innerhalb von zwei bis drei Monaten nach. Es ist zu berücksichtigen, daß das Ziel des Flügelstutzens darin besteht, ein Ungleichgewicht der beiden Flügel zu produzieren. Werden die Federn beider Flügel geschnitten, ausgerupft oder operativ entfernt, ist es durchaus möglich, daß der Vogel nicht vollständig flugunfähig ist. Darüber hinaus muß auch bei gut geschnittenen, in Freivolieren gehaltenen Vögeln damit gerechnet werden, daß eine starke Windbö die Tiere über einen Zaun tragen kann.

Um eine permanente Flugunfähigkeit zu erreichen, wurden zahlreiche Methoden, einschließlich Tenotomie, Neurektomie und Ankylose eines Flügelgelenkes, empfohlen. Bewährt hat sich aber nur die Amputation der distalen zwei Drittel der verwachsenen Metakarpalknochen III und IV unter Schonung der Alula (Digitus II).[194,221]

Im Idealfall wird diese Amputation mit einer gezahnten Schere bei bis zu fünf Tage alten Vögeln durchgeführt. Die Amputation in diesem Alter hat nur geringe oder gar keine Blutungen zur Folge. Sollte es dennoch zu Sickerblutungen kommen, reicht ein kurzes Abklemmen des Stumpfes mit einer Arterienklemme oder Pinzette völlig aus. Wird die Operation bei etwas älteren Vögeln durchge-

111. *Hoff, H.C.:* Small Animals and Birds on Closed System Fluothane Anesthesia. J.Z.A.M. 2: 24 March 1971
112. *Hoge, R.S.:* Anesthesia and Surgery for Egg Bound Parakeets. Anim. Hosp. 2: 46–47, 1966
113. *Hole, N.:* Chloral hydrate as a General Anesthetic for the Fowl. J. Comp. Path. Therap. 46: 47–49, 1933
114. *Houston, D.C.,* and *Cooper, J.E.:* Use of the Drug Metomidate to Facilitate the Handling of Vultures. Int. Zoo Yearb. 13: 269–271, 1973
115. *Hungerford, T.G.:* Anesthesia. In *Diseases of Poultry including Cage Birds and Pigeons.* 4th Ed., London, Angus and Robertson, 1969, pp. 582–585
116. *Johnson, P., Jr.:* The Use of Simple Orthopedic Procedures in Zoo Animals. J.Z.A.M. 2: 26–28, 1971
117. *Jojic, D.,* and *Popric, S.:* Artery Vascularization of Certain Aerated Bones *(os corodoideum and os humeri)* of the Domestic Hen and Pigeon Wings *(Gallus domesticus* and *Columba domestica).* Acta Veterinarian 29: 87–95, 1969
118. *Jones, D.M.:* The Sedation and Anesthesia of Birds and Reptiles. Vet. Rec. 101: 340–342, 1977
119. *Jones, R.S.:* Halothane Anesthesia in Turkeys. Brit. J. Anesthesiol. 38: 656–658, 1966
120. *Jones, R.S.:* Anesthesia in Poultry. In *Proceedings* of Asociation of Veterinary Anesthetists of Great Britain and Ireland 3: 91, 1972
121. *Jordan, F.T.W., Sanford, J.,* and *Wright, A.:* Anesthesia in the Fowl. J. Comp.. Path. 70: 437–448, 1960
122. *Kaufmann, P.H.:* The Use of a Rush Pin to Connect a Humeral Fracture in a Coscoroba Swan. J.Z.A.M. 6: 19–20, 1975
123. *Kerlin, R.E.:* Venipuncture of Small Birds. J.A.V.M.A. 144: 870–874, 1964
124. *Kerlin, R.E.,* and *Susman, O.:* Capture, Processing and Venipuncture of Wild Birds. In *Proc.* Annual Meet. Am. Vet. Med. Assoc. 1963: 111
125. *Keymer, I.F.:* Cage and Aviary Bird Surgery. M.V.P. 41: 28–31, 1960
126. *Keymer, I.F.:* Cage and Aviary Bird Surgery. M.V.P. 41: 32–36, 1960
127. *King, A.S.:* Structural and Functional Aspect of the Avian Lungs and Air Sacs. Int. Rev. Gen. Exp. Zool. 2: 171–267, 1966
128. *King, A.S.:* Respiratory System. In Sisson and Grossman's *The Anatomy of the Domestic Animals.* 5th Ed. R. Getty, ed. Philadelphia, W.B. Saunders Co., 1975, Vol. 2, pp. 1883–1918
129. *King, A.S.,* and *Biggs, P.M.:* General Anesthesia in *G. domesticus* for Non-Survival Laboratory Experiments. Poult. Sci. 36: 490–495, 1957
130. *King, A.S.,* and *McLelland, J.: Outlines of Avian Anatomy.* Philadelphia, Lea & Febiger, 1975
131. *King, A.S.,* and *Molony, V.:* The Anatomy of Respiration. In *Physiology and Biochemistry of the Domestic Fowl.* D.J. Bell, and B.M. Freeman, eds. New York, Academic Press, 1971: Vol. 1, pp. 93–169
132. *King, J.R.,* and *Farner, D.S.:* In *Handbook of Physiol. Adaptation to the Environment.* Washington, D.C.: Am. Physiol. Soc. 1964. Sect. 4, Chpt. 38, p. 603
133. *Kittle, E.L.:* Ketamine Hydrochloride as an Anesthetic for Birds. M.V.P. 52: 40–41, 1971
134. *Klide, A.M.:* Avian Anesthesia. Symposium on Caged Birds. R. Altman, ed. Vet. Clin. N.A. 3: 175–186, 1973
135. *Knecht, C.D.:* Technique for Removal of Jonas Pins from the Dog. J.A.V.M.A. 152: 51–54, 1968
136. *Kolke, T.I.,* and *McFarland, L.Z.:* Urography in the Unanesthetized Hydropenic Chicken. Am. J. Vet. Res. 27: 1130–1132, 1966
137. *Krag, B.,* and *Skadhauge, E.:* Renal Salt and Water Excretion in the Budgerigar *(Melopsittacus undulatus).* Comp. Biochem. Physiol. 41A: 667–683, 1972
138. *Lafeber, T.J.:* Radiography in Caged Birds. J.A.A.H.A. 4: 41–48, 1968
139. *Langrehr, D.,* and *Miller, R.:* Significance of Cl-581 for Anesthesiology in Veterinary Medicine with Special Attention to Zoo Animals. In *Proceedings* Ninth International Symposium on Diseases of Zoo Animals. Prague, 1967
140. *Lasiewski, R.C.: Avian Biology.* D.S. Farner, and J.R. King, eds. New York, Academic Press, 1972, Vol. 2, pp. 187–342
141. *Lasiewski, R.C.,* and *Calder, W.A., Jr.:* A Preliminary Allometric Analysis of Respiratory Variables in Resting Birds. Resp. Physiol. 11: 152–166, 1971
142. *Lee, C.C.:* Experimental Studies on the Actions of Several Anesthetics in Domestic Fowls. Poultry Sci. 32: 624–627, 1953
143. *Lee, J.C.:* Raptor Rapture. In, *Proc.* American Association of Zoo Veterinarians. San Diego, Ca. 1975, pp. 137–142
144. *Leininger, F.G.:* Clinical Use of Methoxyflurane Anesthetic in Small Animal Practice. VM/SAC 60: 401–405, 1965
145. *Leonard, R.H.:* Tips on Parakeet and Canary Practice. J.A.V.M.A. 136: 378–380, 1960
146. *Levinger, I.M., Kedem, J.,* and *Abram, M.:* A New Anesthetic-Sedative Agent for Birds. Brit. Vet. Jr. 129: 296–300, 1973
147. *Lucas, A.M.:* Avian Functional Anatomic Problems. Fed. Proc. 29: 1641–1648, 1970
148. *Lumb, W.: Small Animal Anesthesia.* Philadelphia, Lea & Febiger, 1963, pp. 274–276
149. *McGinnis, C.H., Jr.,* and *Ringer, R.K.:* Carotid Sinus Reflex in the Chicken. Poultry Sci. 45: 402–404, 1966
150. *McGinnis, C.H., Jr., Wallace, L.D.,* and *Sovine, J.L.:* Alpha-Chloralose as a General Anesthetic for Chickens. Poultry. Sci. 51: 693–694, 1972
151. *McKenney, F.D.:* Operative Relief for Ova in the Peritoneal Cavity of the Chicken. J.A.V.M.A. 27: 1067–1069, 1929
152. Mandelker, L.: Anesthesia for Parakeets and Other Birds. J.A.V.M.A. 157: 1081, 1970
153. *Mandelker, L.:* Practical Technics for Administering Inhalation Anesthetics to Birds. VM/SAC 66: 224–225, 1971
154. *Mandelker, L.:* Ketamine Hydrochloride As a Anesthetic for Parakeets. VM/SAC 67: 55–56, 1972
155. *Mandelker, L.:* A Toxicity Study of Ketamine HCL in Parakeets. VM/SAC 68: 487–488, 1973
156. *Marley, E.,* and *Payne, J.P.:* A Method of Anesthesia with Halothane Suitable for Newborn Animals. Brit. J. Anesth. 34: 776–783, 1962
157. *Marsboom, R., Mortelmans, J.,* and *Vercruysse, J.:* R715 – A New Hypnotic Agent in Birds. Int. Zoo Yearb. 5: 200–201, 1965
158. *Marsboom, R., Mortelmans, J.,* and *Vercruysse, J.:* Methoxymol Induced Hypnosis in Birds. *Bull. Soc. Zool. Anvers.* 35: 1–9, 1965
159. *Marshall, A.J.* Ed.: *Biology and Comparative Physiology of Birds.* New York, Academic Press, 1960
160. *Martin, L.L.:* Comparison of Methoxymol, Alpha-Chloralose and Two Barbiturates for Capturing Doves. In *Proc.* 21st Annual Conf. Southeastern Assoc. Game and Fish Comm. 1968, pp. 193–201
161. *Matthews, G.G.,* and *Barnhard, H.J.:* Radiographic Technique. In *Roentgen Techniques in Laboratory Animals.* Philadelphia. W.B. Saunders Co., 1968, p. 74
162. *Mattingly, B.W.:* Injectable Anesthetic for Raptors. Raptor Research 6: 51–52, 1972

163. *Michael, S.J.:* Resuscitation of a Parakeet. J.A.V.M.A. 137: 105, 1960
164. *Montali, R.J.*, and *Bush M.:* Avian Fracture Repair, Radiographic and Histopathologic Correlation. In *Proceedings.* American Association of Zoo Veterinarians. San Diego, Ca. 1976, pp. 150–153
165. *Morgan, J.P., Silverman, S.*, and *Zontine, W.J.: Techniques of Veterinary Radiography.* Davis, Ca. The Printer, 1975, pp. 257–268
166. *Mosby, H.S.*, and *Cantner, D.E.:* The Use of Avertin in Capturing Wild Turkeys and as an Oral-Basal Anesthetic for Other Wild Animals. Southwest. Vet. 9: 132, 1955
167. *Murray, J.W.:* Surgery of Cage Birds. Aust. Vet. J. 43: 514–518, 1967
168. *Myer, R.E.*, and *Stettner, L.J.:* Safe and Reliable General Anesthesia in Birds. Physiology and Behavior 4: 277–278, 1969
169. *Newton, C.D.*, and *Zeitlin, S.:* Avian Fracture Healing. J.A.V.M.A. 170: 620–625, 1977
170. *Paddleford, R.:* Anesthetic Management for Birds of Prey. In *Zoo and Wild Animal Medicine.* M.E. Fowler, ed., Philadelphia, W.B. Saunders Co., 1978, pp. 244–246
171. *Peek, J.M.:* Chlordiazepoxide and Pentobarbital as Tranquilizers for cowbirds and coturnix quail. J.A.V.M.A. 149: 950–952, 1966
172. *Pomeroy, D.*, and *Woodford, MH.:* Drug Immobilization of Marabou Storks. J. Wildl. Manage. 40: 177–179, 1976
173. *Prosser, C. Ladd:* Oxygen: Respiration and Metabolism in *Comparative Animal Physiology.* C. Ladd Prosser ed. Philadelphia, W.B. Saunders Co., 1973, pp. 165–211
174. *Puckett, J.R.:* Fracture Repair in Cage Birds. Calif. Vet. 12:24, 1959
175. *Raises, M.B.:* Anesthesia of Cage Birds. Austr. Vet. Jr. 43: 594, 1967
176. *Redig, P.*, and *Roush, J.C.:* Orthopedic and Soft Tissue Surgery in Raptorial Birds. In *Zoo and Wild Animals Medicine.* M.E. Fowler, ed. Philadelphia, W.B. Saunders Co., 1978, pp. 246–253
177. *Reedy, L.M.:* Adenocarcinoma in a Parakeet. VM/SAC, Vol. 62: 964–968, 1967
178. *Reedy, L.M.:* Survey of the Evidence of Avian Diseases in one Practice. VM/SAC, Vol. 64: 342, 1969
179. *Retig, P.T.*, and *Duke, G.E.:* Intravenously Administered Ketamine HCl and Diazepam for Anesthesia of Raptors. J.A.V.M.A. 169: 886–888, 1976
180. *Richards, D.A., Hinko, P.J.*, and *Morse, E.M.:* Orthopedic Procedures for Laboratory Animals and Exotic Pets. J.A.V.M.A. 161: 728–732, 1972
181. *Ridpath, M.G., Thearle, R.J.P., McCowan, D.*, and *Jones, F.J.S.:* Experiments on the Value of Stupefying and Lethal Substances in the Control of Harmful Birds. Annu. Appl. Biol. 49: 77–109, 1961
182. *Robinson, P.T.*, and *Buzikowski, R.B.:* Pinioning Young Birds with Hemostatic Clips. VM/SAC 70: 1415–1417, 1975
183. *Robinson, P.T.*, and *Fairfield, T.:* Immobilization of an Ostrich with Ketamine HCl. J.Z.A.M. 5: 11, 1974
184. *Ryder-Davies, P.:* The Use of Metomidate, an Intramuscular Narcotic for Birds. Vet. Rec. 92: 507, 1973
185. *Sanford, J.:* Avian Anesthesia. *Textbook of Veterinary Anesthesia.* L. Soma, ed., Baltimore, Williams & Wilkins, 1971, pp. 339–368
186. *Sanger, V.Z.*, and *Smith, R.H.:* General Anesthesia in Birds. J.A.V.M.A. 131: 52–55, 1957
187. *Scheid, P.*, and *Peiper, J.:* Volume, Ventilation and Compliance of the Respiratory Tract in the Domestic Fowl. Respir. Physiol. 6: 298–308, 1969
188. *Schneider, C.:* Effects of Morphine-like Drugs in Chicks. Nature 191: 607–608, 1961
189. *Schmidt-Nielsen, K.:* How Birds Breathe. Sci. Am. 225: 72–79, 1971
190. *Schmidt-Nielsen, K.:* Recent Advances in Avian Respiration. In *Avian Physiology.* Symp. Zool. Soc. Lond. 1975. 35: 33–47
191. *Schwartz, L.H.:* Poultry Surgery. In *Diseases of Poultry.* 5th Ed., H.E. Biester and L.H. Schwartz, eds. Ames. Iowa State Univ. Press, 1965, pp. 1149–1161
192. *Scott, C.D.:* Intramedullary Fixation of a Fractured Humerus in a Wild Owl. Canad. Vet. J. 9: 98–99, 1968
193. *Secord, A.C.:* Fracture in Birds Repaired with the Jonas Splint. Vet. Med. 53: 655–656, 1958
194. *Sedwick, C.J.:* Deflighting Pet Birds. M.V.P. Vol. 48: 38–40, 1967
195. *Seidenstricker, J.C.*, and *Reynolds, H.V.:* Preliminary Studies on the Use of a General Anesthetic in Falconiform Birds. J.A.V.M.A. 155: 1044–1045, 1969
196. *Silverman, S.:* Avian Radiographic Technique. In *Radiographic Techniques in Small Animal Practice.* Philadelphia, W.B. Saunders Co., 1975
197. *Silverman, S.:* Avian Radiographic Technique and Interpretation. In *Current Veterinary Therapy VI.* R.W. Kirk, ed. Philadelphia, W.B. Saunders Co., 1977, pp. 671–674
198. *Sloan, H.J.:* The Operative Removal of the Yolks From Newly-Hatched Chicks. Poultry Sci. 15: 23–27, 1936
199. *Smith, N.G.:* Capturing Seabirds with Avertin. J. Wildl. Manage. 31: 479–483, 1967
200. *Soma, L.R.:* Systems and Techniques for Inhalation Anesthesia. In *Veterinary Anesthesia.* L.R. Soma, ed. Baltimore, Williams & Wilkins, 1971, Ch. 17
201. *Spiegelberg, I.F.:* Capturing and Immobilizing McCormick Skuas. J.A.V.M.A. 155: 1040–1043, 1969
202. *Stefannatos, J.:* A New Treatment for Blumblefoot in Birds. J.Z.A.M.. 5: 25, 1974
203. *Stone, R.M.:* Pet Bird Practice. J.A.V.M.A. 137: 364–371, 1960
204. *Sturkie, P.D.:* Respiration in Birds. In *Dukes' Physiology of Domestic Animals.* M.J. Swenson, ed. Ithaca, Cornell Univ. Press, 1970, Ch. 16
205. *Tiemeier, O.:* Repaired Bone Injuries in Birds. The Auk 58: 350–359, 1941
206. *Tudor, D.C.:* A Simple Technic for Restraining Pet Birds. VM/SAC 65: 764, 1970
207. *Tudor, D.*, and *Woodward, H.I.:* Tonsil Abscesses of Pigeons, Poult. Sci. 54: 412–414, 1975
208. *Tucker, V.A.:* Respiration During Flight in Birds. Resp. Physiol. 14: 75–82, 1972
209. *Van den Berg, J.C.:* Avian Myology. In *Sisson and Grossman's The Anatomy of the Domestic Animals.* R. Getty, ed. Philadelphia, W.B. Saunders Co., 1975, Vol. 2, pp. 1802–1848
210. *Walach, J.D.:* Surgical Techniques for Cage Birds. Symposia on Caged Birds. R. Altman, ed. Vet. Clin. N.A. 3: 229–236, 1973
211. *Ward, G.S., Johnson, D.O.*, and *Roberts, C.R.:* The Use of Cl-744 as an Anesthetic for Laboraroty Animals. Lab. An. Sci. 24: 737–742, 1974
212. *Ward, F.P.:* Repair of Wing Fractures in a Red-Shouldered Hawk. VM/SAC 65: 550–552, 1970
213. *Whittow, G.C.*, and *Ossario, N.:* A New Technic for Anesthetizing Birds. Lab. An. Care 20: 651–656, 1970
214. *Wilgus, H.S.:* Reserpine for Tranquilizing Geese. The Second Conference on the Use of Reserpine in Poultry Production. The Institute of Agr., Univ. of Minn., St. Paul, Minn. May 6, 1960

215. *Williams, L. E., Jr.:* Capturing Wild Turkeys with Alpha-Chloralose. J. Wildl. Manage. 30: 50–56, 1966
216. *Williams, L. E., Jr., Austin, D. H.,* and *Peoples, J.:* Progress in Capturing Turkeys with Drugs Applied to Baits. In *Proceedings* 20th Annu. Conf. Southeastern Assoc. Game and Fish Comm. 1967, pp. 219–226
217. *Williams, L. E.,* and *Phillip, R. W.:* Tests of Oral Anesthetics to Capture Mourning Doves and Bobwhites. J. Wildlife Manage. 36: 968–971, 1972
218. *Williams, L. E.,* and *Phillips, R. W.:* North Florida Sandhill Crane Populations. Auk 89: 541–548, 1972
219. *Wingfield, W. E.,* and *DeYoung, D. W.:* Anesthetic and Surgical Management of Eagles with Orthopedic Difficulties. VM/SAC 67: 991–993, 1971
220. *Yelnosky, J.,* and *Field, W. E.:* Preliminary Report on the Use of a Combination of Droperidol and Fentanyl Citrate. Vet. Res. 25: 1751, 1964
221. *Young, W. A.:* Wing Amputation of Birds in Lieu of Pinioning, J. A. V. M. A. 112: 224, 1948
222. *Young, W. A.:* Handling and Restraint of Birds. Friskies Res. Dig. 5: 1–3, 14, Fall, 1969

Sachregister

aa = Abbildung
ff = ausführlicher Abschnitt
rö = Röntgenbild
tt = Tabelle

D

E

F

G

H

U

V

W

X

Z